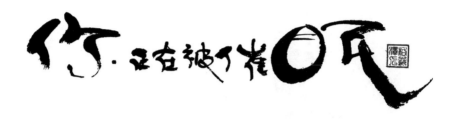

格桑泽仁／著

NI
ZHENGZAI
BEI
CUIMIAN

 四川大学出版社

责任编辑:夏　宇
责任校对:许　奕
封面设计:墨创文化
责任印制:王　炜

图书在版编目(CIP)数据

你，正在被催眠 / 格桑泽仁著. —成都：四川大
学出版社，2016.10
ISBN 978-7-5690-0037-5

Ⅰ.①你…　Ⅱ.①格…　Ⅲ.①催眠治疗
Ⅳ.①R749.057

中国版本图书馆 CIP 数据核字（2016）第 254192 号

书　名	你，正在被催眠	
著　者	格桑泽仁	
出　版	四川大学出版社	
地　址	成都市一环路南一段 24 号 (610065)	
发　行	四川大学出版社	
书　号	ISBN 978-7-5690-0037-5	
印　刷	四川盛图彩色印刷有限公司	
成品尺寸	165 mm×230 mm	
印　张	14.75	
字　数	183 千字	
版　次	2018 年 4 月第 1 版	
印　次	2018 年 4 月第 1 次印刷	
定　价	45.00 元	

◆读者邮购本书,请与本社发行科联系。
电话:(028)85408408/ (028)85401670/
(028)85408023　邮政编码:610065
◆本社图书如有印装质量问题,请
寄回出版社调换。
◆网址:http://www.scupress.net

自 序

在我的催眠班里，经常会有学员迫不及待地问："格桑老师，什么时候教我们几分钟内将人催眠的技术？"于是我问他们："请问，你将别人放倒，打算干嘛？"这说明，大多数人对催眠的认识仍然是"催人入眠"。当然这是有原因的——因为我们最常看到的催眠其实是催眠表演，比如"搭人桥""喝水醉倒"等。催眠表演是催眠效应的放大化演示，但那只是为了让大众对催眠有直接、深刻的体验，更多出于宣传的目的。而我们真正应该了解的，其实是日常生活中的催眠现象，我们真正应该学习的，其实是催眠的心理调适与治疗技巧。

从生活中提炼催眠要素应用到治疗中——这是我一直强调的一点，也是对所有学习"得觉催眠"的学员的基本要求。催眠状态是一种意识高度集中、无意识活跃的状态，在生活中无处不在，我们经常会自发地处于催眠状态，如发呆、全神贯注地阅读等。而催眠治疗则是用技巧定向地引导被催眠者进入催眠状态，给予暗示以达到治疗

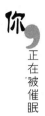

效果。最容易使来访者进入催眠状态的方法，就是用来访者最容易自发进入催眠状态的方法。比如，一个人特别喜欢看电视，看的时候经常进入催眠状态而忘掉身边的一切，那么对此人进行催眠时，我们就引导他想象看电视的情景，效果一般会好于其他方式。

除了心理治疗，催眠技术更大的意义在于自我催眠，以帮助人们自我调适、激发潜能、促进沟通等。当处于催眠状态时，由于无意识的活动增强，潜能被激发，人的创造力与灵感最活跃，也就是我们所说的"巅峰状态"，艺术家、作家就是在这样的时刻创作出精彩的作品。我们在学习、工作时，就可以通过自我催眠使自己进入巅峰状态，一来提高效率，二来使工作的过程变得更加愉快。而对于工作、学习中的压力，也可以运用催眠技巧来放松身心、缓解压力。

催眠讲到这里，其实我们可以明确一个概念，除开咨询用的催眠技术，自我催眠每个人都可以学习，而且通过自我催眠可以更好地把控自己的生活。"得觉"在生活层面"得到觉悟"，在精神层面"得道觉行"，这套技术在心理咨询中快速、有效，在生活工作中简便易学，可以让我们的生活更快乐、更轻松、更喜悦。

本书应广大学员和受众的要求，以详尽的方式，告诉大家我们身边究竟发生了和发生着哪些催眠现象。同时，我将其中的催眠要素提取出来，教给读者应用这些催眠要素的具体技巧。在书的后半部分，我用完整的催眠案例，讲述催眠在营销管理中的应用，以及催眠治疗和自我保健的具体步骤。我在书中用了部分催眠式的语言，也许阅读时你会觉得有点奇怪，请重复！我的目的所在，就是让你能真正感受到书中所饱含的积极暗示，无论处于怎样的境地，都让生命保持喜悦的状态。

自
序

前　言

　　"昏暗的房间里，悄悄地透进几束惨淡幽然的光。光束中，隐约看到尘埃在四处飘荡。房间的中央站着一个男人，手持一只水晶球，在另一个人眼前不断晃动。一下，一下，又一下……水晶球泛着淡淡的、诡异的光，一次又一次地滑过那个人的眼前。男人压着嗓子用沉沉的声音一遍又一遍地念叨着什么。不一会儿，坐在椅子上的人开始瘫软，然后逐渐睡去……"我们经常在电影和小说里看到类似的描写催眠的场景，渲染与夸张为催眠蒙上了神秘的面纱。于是，很多人觉得这是一种玄妙无比的法术。

　　那么，催眠的神秘面纱之下究竟有什么样的奥秘呢？

　　其实，催眠在我们日常生活中几乎无处不在，一点也不神秘。而且很多时候，我们自己就是一个催眠高手——当人全神贯注地进行某一活动或做某件事时，就会在一段时间里完全忽略周围所发生的一切。例如，上课走神的时候会忽略课堂上的一切，游戏、上网时会产生"忘我"状态，等等。从心理学的角度来说，出现这种状态就是处于催眠之中。

很多人以为催眠就是让人昏昏欲睡，这是很片面的。从科学的角度来看，催眠不是让人睡觉，而是让人的主意识集中于一点，注意力范围缩小。在这种状态下，人的潜意识被唤醒，对暗示的接纳度大大提高，于是不同的暗示就会使其产生相应的一系列反应和效果。

不少人都觉得催眠属于心理学的范畴，是心理学家研究的高深问题。其实可以说，在我们的生活中心理学无处不在，我们每天都在和它打交道。

日常生活中我们很多人都会钟情于某种活动，例如看电影、听演唱会、练瑜伽、玩网络游戏等。为何我们会有迷恋的感觉呢？这就是催眠在起作用。我们在做这些事情的时候，心情会十分放松。在这种状态下，心理阻抗变小，对外界的评判减少，情绪也趋于平和。这时候我们的接纳度最高，这些活动带来的良性暗示和积极的思维引导——尤其是与我们自身的价值观相同时——更容易让人接纳、认同与产生共鸣，我们就会产生舒服的感觉，也因此爱上这些活动。

再比如，购物消费的时候，我们是不是会对某一品牌的产品有特别的感觉呢？当提到速溶咖啡的时候，是不是仿佛看到那个经典的红色咖啡杯里冒出暖暖的白雾呢？有人说，当一位美丽的女士拎着一款 LV 手袋走在人群中时，她一定会感到一种独一无二的自信，这时她一定会显出最高贵的表情，走着最优雅的步伐。其实，这种将品牌与美好联系在一起的感觉，也是一种催眠！

说了那么久，你一定想知道，到底我们周围的这些事物是如何对我们进行暗示催眠的，而我们又该用什么样的方法去屏蔽消极暗示催眠、利用积极暗示催眠呢？其实，这也正是本书即将一一展示的内容。本书将对生活中最常见的催眠现象进行分析，从不同的角度解释催眠的原理，告诉诸位如何利用积极的催眠激发自我潜能。

当了解这些暗含催眠的技巧并掌握应用方法后，我们就可以更加轻松愉悦地融入社会，认识自我，明确目标，拥有一个美好的人生。

目　录

第一章　催眠，到底是什么？

　　本书的重点是让读者深入了解生活中诸多包含催眠要素的细节，帮助读者从自己身边发生的事情中找到催眠的要素，并主动利用这些要素。本章针对人们对催眠的疑问，进行概要介绍，提出我们现在面临的最大挑战——如何看待催眠，以此作为本书的引子，也作为所有相信催眠与不相信催眠的人认识催眠的引子。

1.催眠与睡眠相同吗？

　　"催眠"一词往往会让人们感到非常神秘——小说、电影夸张地渲染了催眠使人在几分钟内失去知觉的过程，而许多人也觉得所谓催眠就是催促人们尽快入眠。比如母亲用摇晃、唱小曲等方式给哭闹的婴儿催眠，使孩子尽快入睡；失眠的人会听催眠曲帮助自己入睡。那么，催眠与睡眠是一回事吗？

　　事实上，"催眠"一词在创建之初就是一个类比性的概念，源自一个偶然的事件：1842年，英国外科医生詹姆斯·布雷德（James Braid，1795—1860）发现，通过某种特定的方式可以使患者不用药物也能被麻醉。于是，在研究和探索的基础上，他提出了催眠的理论。起初，布雷德认为催眠仅仅是一种类似于睡眠的状态，所以根据希腊语"hypnos（睡眠）"编造出英文单词"hypnosis（催眠）"来表示催眠现象。后来，随着研究的深入，研究者发现催眠状态是一种特殊的意识状态，从生理、感官等各个方面来看都不等同于睡眠状态。但"催眠"一词此时已经为世人广泛采用和接纳，这个"错误"也就沿用至今了。

《简明大不列颠百科全书》（1986 年版）对催眠的定义是："类似于睡眠，但对刺激尚保持多种形式反应的心理状态。被催眠者似乎只与催眠者保持联系，自动地、不加批判地按照暗示来感知刺激，甚至引起记忆、自我意识的变化。暗示的效果还延续到催眠后的觉醒活动中。"

从医学上定义，催眠（hypnosis）是一种类似睡眠而非睡眠的意识恍惚状态，是深度放松和高度体认的表现，就像做"白日梦"或冥想一样。在身体完全放松的情况下，主意识相对变窄，潜意识被唤醒并吸取对自己有帮助及有益的暗示。

苏联著名生理学家、心理学家巴甫洛夫（Pavlov，Ivan Petrovich，1849—1936）解释了催眠和睡眠的区别："假如抑制毫无妨碍地扩散到整个大脑皮层，那就是平常的睡眠；假如只有大脑皮层的一部分抑制，那就是通常所谓的催眠状态。"亦如哈佛医学院催眠专家弗雷德·H. 弗兰考所说："催眠只是将人们分散在各处的精力和思想聚集起来，这并不是处于昏迷或睡眠状态，而只是类似于那种当你聚精会神地沉浸在一项工作或阅读一本小说时几乎难以听见他人对你所说的话而已。"

现代神经生理学利用脑电图技术对催眠状态下人的生理状态进行了研究，发现人的大脑会在不同的意识状态下发出 α、β、θ、δ 等不同种类的脑电波：α 波主要出现在人们闭目、安静的时候，此时人的意识清醒而身体处于完全放松状态；β 波也出现在人意识清醒的状态中，不过随着 β 波的增加，身体逐渐变得紧张；θ 波的出现是中枢神经系统抑制状态的一种表现形式，个体疲倦时可见，缺氧或深度麻醉时也可能出现；δ 波在睡眠的时候出现，但在缺氧、大脑器质性病变或深度麻醉的时候也可能出现。科学家经过大量的测试发现，在催眠状态下大脑发出的主要是 α 波，与大量出现 δ 波的睡眠状态显然不同，这从生理学的角度表明催眠与睡眠是不一样的。

大量的实证表明，催眠与睡眠是不同的。那么，表面上看起来如此相似的两种状态之间有什么关系呢？

睡眠是一个自发的生理过程，每个人都必须经历，并且能够清楚地知道自己什么时候需要睡觉什么时候应该醒来。而对于催眠，人们似乎根本无法掌控。这是因为，催眠更多的是一个无意识的过程，随时都会发生，包括在我们熟悉的睡眠过程中。我们知道，睡眠会受到心情、光线、声音等因素的影响，这在本质上是自我无意识暗示的结果，也就是说，一个催眠的过程几乎总与我们的睡眠同步。当然，这也表明我们可以将催眠作用于睡眠，改善睡眠质量——实际上，这已经成为催眠应用的重要方面。

视野拓展：为什么"数羊"可以催眠？

"数羊"是人们摆脱失眠的一种常见办法。最初人们从"1"开始一直数下去，但是很多时候收效甚微，有的人甚至越数越兴奋，于是后来出现了"改进版"：从"1"数到"5"，再从"1"数到"5"并不断重复，效果就好多了。

不过，大部分人恐怕并不知道"数羊"的秘密何在——这其实是国外应用催眠改善睡眠的一个简单方法。在英语中，表示睡觉的"sleep"与表示羊的"sheep"发音很接近。在不断重复"sheep"的过程中，失眠者大脑里会出现单一的"羊"的画面，让纷乱的思绪得以集中；而由于相近的发音，重复数羊多次后潜意识中"sleep"的指令就会起作用，使人进入睡眠状态。

这样的做法在国外是比较有效的，但直接翻译过来的"数羊"缺乏单一的意象，无法有效地使人集中注意力，也不具有潜意识的指示功能，效果自然差了很多。而"改进版"只从"1"数到"5"，增加了重复的部分来集中注意力，效果虽然有所改善，但仍不是最适合中国人的思维习惯。本书在第八章会有专题讲述催眠在改善睡眠方面的应用。

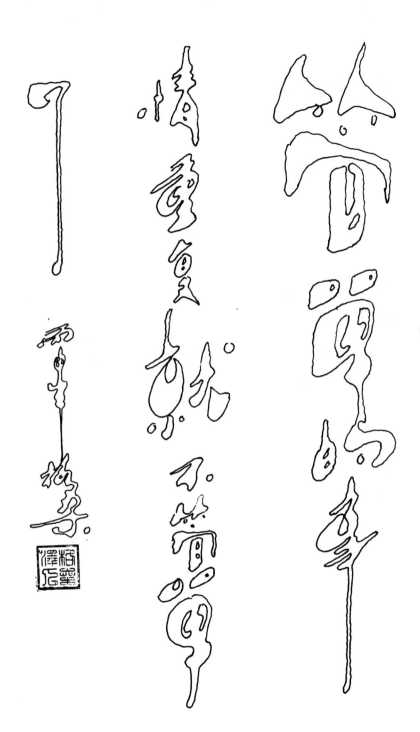

2. 催眠术是怎么回事？

两百多年来，催眠术一直经历着它的"玄异时代"。尽管近几十年来，催眠作为一门独立的学科得到了飞速的发展，但是普通大众依然怀疑这是一种玄学。毕竟，魔术师在表演的时候就告诉大家"魔术是我要给大家看的把戏，是假的"。这么一来，观众的看点就聚焦于寻找哪些内容像真的。而催眠师一直强调"催眠术是科学的"，尤其是催眠表演秀在开始表演之前会强调催眠术是真实的，因而观众的看点就聚焦于寻找哪些内容像假的。再加上很多江湖骗子到处宣扬催眠术，运用催眠术，使得原本科学的名词"催眠术"名声大大受损。那么，催眠术究竟是什么？其科学性体现在哪里呢？

所谓催眠术，就是用语言、肢体动作等对被催眠者暗示，使其注意力集中，进而进入一种特殊的意识状态的方法。这个被引导的过程不是科学家或者心理学家发明的，而是对我们日常生活中意识变化的主动应用。也就是说，我们在日常生活中也可以体验到催眠术的效果，只是不太注意罢了。

比如，你坐在拥挤的公交车上，可以感受到车内嘈杂的人群、窗外飞驰而过的站牌。某个瞬间，你看到了咖啡厅的广告牌，突然想起某年某月你与某人在那里度过的一段难忘时光，脑海里不由得出现了一系列的画面。于是，对你来说，车厢里的吵闹消失了，窗外的风景也不见了，周围的一切都被遗忘了，此刻的你只感受着那一段被广告牌唤起的回忆画面，直到听见车到站的广播才蓦然惊醒——这就是一种催眠状态。

这只是个简单的例子。过去几十年的临床实证表明，对于一些身心问题，人体本身有自动痊愈的能力。而应用催眠术就可以主动地控制意识范围，唤醒身体中蕴含的潜能，协助人体自动痊愈。至于催眠的原理，尽管现在人们已经可以利用一些仪器测试催眠过程中身体的变化（比如前文提到的脑电波图），但是其中真正的奥秘仍没有解开，科学家为解释其原理提出了各种各样的学说，却一直没有统一的定论。

巴甫洛夫学说认为，催眠是介于睡眠与觉醒之间的一种状态，被催眠者大脑部分被抑制，与周围的环境隔绝，只能与催眠师建立"单线"联系，也因此催眠师的暗示力量格外强大。这种学说应用了现代生理学技术，清晰地反映了催眠过程中大脑发生的变化。

新离解性学说（Neodissociation Theory）的倡导者美国心理学家欧内斯特·希尔加德（Ernest Ropiequet Hilgard，1904—2001）认为，每个人都有一系列的认知系统，这些系统之间有级别，也可以被离解。人体能被催眠的原因是体内存在着感受催眠的认知系统，催眠师也必须和该系统建立联系后才能进行催眠。

主张角色扮演学说（Role Enactment）的美国心理学家西奥多·R. 萨宾（Theodor R. Sarbin）认为，人可以在不同的社会环境下扮演不同的角色，催眠也是一种社会环境，人进入催眠状态时是在扮演一种"被催眠者角色"，做该角色中的人应该做的事情。

弗洛伊德认为，催眠状态是人在外部环境中具有的一种适应性退行行为，他个人更倾向于用"自由联想"来把患者无意识的行为意识化，进而进行修正达到痊愈。尽管弗洛伊德最后放弃了催眠，但他对于催眠的贡献在于提供了一个新的思路——想象，将催眠的过程看作一个定向想象的过程。

策略行动学说的倡导者则认为，催眠状态下人的行为同其他行为一样是有目的的，只不过催眠状态下的行为不会随意发生。

这五种学说从不同的角度揭示催眠的实质，对于人们认识催眠术提供了重要的思路。尽管现在学术界还未完全揭示催眠的机理，不过在国外，催眠术已经被当作一项重要的临床技术来使用。国内临床医学界对催眠依然采取谨慎的态度，但近些年来也有越来越多的人应用催眠技术治愈身心疾病，并取得了相当好的成果。

视野拓展：最早的催眠术——麦斯麦尔术（Mesmerism）

弗朗兹·安东·麦斯麦尔（Franz Anton Mesmer，1734—1818）最初着迷于研究占星术，并且取得了一定成果。随后，他攻读了神学、法律、哲学与医学，在维也纳开了一家诊所，成为一名医师。

当时维也纳有一位有名的神父麦克斯米伦·海尔，他可以用"神力"为信徒治病，麦斯麦尔亲眼看到了海尔神父治病的全过程：在昏暗的教堂里，海尔神父身穿黑袍，口中念念有词，缓缓踱到患者面前，突然用闪亮的十字架碰触患者的前额并说："现在，你将会死去，你的呼吸将会减慢，你的心跳也会减慢。等一下我为你驱除魔鬼之后，你会复活，变得健康！"患者随着神父的指令倒在地上，身体僵直，仿佛死去一般。紧接着，神父开始做法，然后告诉患者："现在，我已经用神力将附在你身上的魔鬼赶走，你醒来后将恢复健康。"患者随即醒来，身上的病痛也好转了。

麦斯麦尔觉得非常神奇，便开始做这方面的研究。他结合占星术与宇宙磁流说对生命进行了新的阐释，认为身体就像一个磁场，有许多看不见的磁流像行星那样分布，当磁流分布不均匀时人体就会生病。此时，只有使身体磁流重新恢复均匀，病情才会好转。

于是，麦斯麦尔开始应用"磁流术"来治疗患者：他将一个大桶中装满铁砂、玻璃粉和水，在桶中央树立一根铁柱，将许多铁丝缠绕在铁柱上，用铁丝的另一头接触患者。治疗的时候，他身穿黑袍，在音乐中如天神般现身，手执铁质短棒与患者接触，目的在于"疏通磁流"。他的嘴里念念有词，患者则进入昏睡状态。重复多次后，麦斯麦尔唤醒患者，许多疾病就"痊愈"了。

麦斯麦尔因此名声大震，但却引起了当时医学界的声讨。在法国，路易十四（1638—1715）应医学界人士的呼声，对麦斯麦尔与他的"磁流术"进行了调查。他们把一杯被磁流通过的水给患者喝下，结果并无效果。从此，麦斯麦尔被当作骗子遭到驱逐，只能在英国等地为一些穷人看病。

后来，麦斯麦尔的"磁流术"被认为是最早的催眠术，只是他没有进行科学的解释。

3．被催眠后的感觉

在中央电视台《科技博览》节目以及其他普及催眠知识的讲座中，笔者都曾经当场演示催眠：让一些自愿体验催眠的观众进入催眠状态，把他们的身体置于两把椅子间，腹部悬空，其身体可以平稳地支撑一个一百几十斤的人站在上面。当大家对被催眠者进行采访的时候，有的被催眠者会觉得整个过程相当清醒，可以清楚地听到我的指令，也清楚地知道自己在干什么，有的被催眠者会觉得整个过程模模糊糊，但总的感受是腹部承受的一百多斤的重量，像是一本书、一个气球，还有人说是热乎乎的熨斗——这是说感受到了站在上面的人的脚的温度。也就是说，在被催眠者的感觉中，物体变轻了。

那么，这些被催眠者讲到的感受是真实的吗？为什么会有这样的感受呢？所有的奥秘都藏在我们的大脑中。大脑中控制我们行为、感受的部分被称作意识。意识负责思考、判断与发出命令，同时接收信息、体验感受。与此同时，大脑中还有另一部分在时时刻刻地运行着，保护着我们的安全，我们称之为"潜意识"或"无意识"。比如我们被火烫到后会立即缩手，然后或许会大叫"哎哟——"，整个缩手的动作或许还不到一秒的功夫，却牵动了臂部、指端一百多块肌肉的连锁反应，这便是潜意识的作用。而意识则告诉我们被火烫是一种痛的感觉——很少有人会在被烫后，首先思考"好烫"，然后才缩手的。

潜意识的能量非常巨大，是意识的三万倍以上，但在日常生活中，潜意识的能量却经常被忽略，我们能够清晰感受的通常是意识的部分，只有在特殊的条件下才能感受到潜意识的巨大力量。催眠正是这样一个唤醒潜意识的过程——应用语言等诱导，让意识范围缩小集中在一个非常小的点上，从而将潜意识的力量爆发出来。在"催眠人桥"的演示中，被催眠者的注意力被完全集中在全身肌肉收缩上，整个人变得像钢板一样，从而使得腰部肌肉的巨大力量被唤醒，变得无比坚硬，轻松完成人桥表演。在这个过程中，由于被催眠者并没有失去意识，所以他能够清楚地知道发生的一切。

催眠就是催眠师与被催眠者潜意识沟通的过程。随着潜意识作用的上升，意识的作用越来越弱，这便是催眠的深化。心理学家一般将其分为三个阶段：浅催眠、中度催眠与深度催眠。

在浅催眠状态下，被催眠者处于一种特殊的清醒状态——身体非常放松，手和脚放松到无法活动，眼皮沉重，甚至无法睁开眼睛。浅催眠被解除后，被催眠者意识清醒，完全知道自己的行为，并且感到非常地轻松、舒适。

在中度催眠状态下，人的潜意识进一步被唤醒，知道发生的事情，但会感到意识无法完全控制行为，只能控制催眠指令中的行为，甚至有些人会有幻觉出现。中度催眠被解除后，被催眠者能保留部分记忆，但是内容更接近催眠指令而非真实情况。

在深度催眠状态下，除了催眠师的声音外，被催眠者的其他感觉几乎全部消失，其人格、记忆都会发生改变，催眠师还可以使其年龄变小，退回到儿童时期——智力、语言、腔调、行为都与被暗示的年龄一致。在深度催眠被解除后，被催眠者不会记得这期间发生的事情。

在一般的心理治疗中应用最多的是浅催眠和中度催眠，深度催眠只有在催眠师培训中才会体验到。在国外，人们除了可以在心理医疗机构感受催眠外，还有许多催眠师在舞台上表演催眠秀。舞台催眠秀一般会将体验者导入中度催眠状态，完成一些不可思议的任务，比较正规的催眠师都会在唤醒体验者之前给一个良好的暗示，比如良好的睡眠、愉快的心情等。需要注意的是，国内的催眠发展较晚，无论治疗还是表演都不够成熟，想要体验催眠的人一定要慎重选择。

视野拓展：运用想象力体验催眠

人在进行思考和会话时大脑有特殊的模式：首先把需要记忆的东西转换成图像储存在记忆的仓库（潜意识）里，当接收到外界与之相匹配的信息时再在图片库里搜索出相关的图片，形成相应的生物信号，指挥人体进行说话、做出表情等行为。比如，当我们思考"我要吃柠檬"时，首先会在大脑里出现柠檬的图像，同时被柠檬的酸味所吸引。当我们去买柠檬时，会凭经验判断柠檬的好坏，这里的经验其实就是大脑里过去储存的关于柠檬外形、颜色以及吃柠檬经历的场景。假如大脑对某一信息没有储存相应的画面，我们首先可能会感到茫然，接着大脑就会将已有的相关图片重新组合，给出一系列新的图片来"交差"，类似这样的过程其实就是所谓的想象。

催眠是一种通过诱导使人进入特殊意识状态的技术方法，通常是被催眠者按照催眠师的暗示缩小意识范围，重现过去发生的情节，然后根据暗示调整脑中的画面，嫁接新的情绪体验。其实催眠可以被看作一个想象的过程，只不过这种想象是定向的。下面介绍一个简单的自我放松方法，使你可以通过想象来感受催眠。经过多次练习后，你会发现这种放松比蜷缩着打盹更有效。

★ 找一个最舒服的姿势坐着或躺着。

★ 集中注意力，让自己进入如下的想象，或者念出声来让自己听到：

"我正在休假。"

"那是我一直想去的地方。"

"空气非常清新……"

"我慢慢地向前走，感到非常舒服……"

"每一个毛孔都在呼吸……"

"很舒服，全身都非常的轻松……"

......

★　感受身体回归自然放松的状态，根据需要多次重复。

4. 哪些人可以被催眠?

对于这个问题，学术界有一个概念"催眠感受性"，这源自对被催眠者普遍调查后的一个概率性结论。这个结论认为不是所有的人都能够被催眠，催眠的难易程度因年龄、性别的不同而不同。不过近些年来，越来越多的心理医师或者心理学家认同"每个人都可以被催眠"这一看法，因为从广义上来理解，每一天每一个人其实都在经历催眠。

有时人会自己进入催眠状态。比如发呆，大脑里会突然一片空白，当突然惊醒的时候自己也觉得奇怪——"我刚才在想什么来着?"这就是一种催眠状态，许多人会在发呆的时候冒出特别精彩的点子或者灵感;再比如人专心阅读或欣赏电视节目时，往往会忘了周围的一切，再回过神来的时候，觉得时间突然变快了，或像是经历了一场漫长的旅程，内心有种特别充实与舒服的感觉，但实际上我们非常清楚自己不过是在看电视而已，这也是一种催眠，之所以有充实的感觉，是因为书或节目让你经历了平日里不会有的丰富的情感体验。

有时人是被他人催眠。一种情况是某些人提供给我们一个先入为主的概念，通过缩小、限制我们的思考空间来达到某种目的，比如在餐厅吃饭，服务员会问:"请问您要几瓶啤酒?"如果没有这样的问话我们可能会选择白酒、饮料等，但是服务员要推销啤酒，所以一开始就把我们的思维缩小到"啤酒"的概念上，这就是一种催

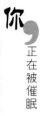

眠。另外一种情况是某些信息的不断重复，让我们的思考变得单一或者成为一种惯性，比如广告，我们会习惯去买一些在生活中重复率比较高的广告中宣传的产品，甚至把这些品牌作为该类产品的代名词，如"汰渍"代称洗衣粉，"XO"代称洋酒等。

这就是说，每个人都可能被催眠。正因为每个人都有自己独特的经历与感受，这些日常生活中所经历的催眠体验，都可以作为催眠的切入点（即动力点）将人们导入催眠状态。

视野拓展：发生在我们身上的催眠现象

下面表格中列举的是我们大多数人都体验过的经历。想想这些经历哪些包含着催眠现象？你还可以想出哪些催眠的体验？

想	发呆，片刻的停顿/自省	嗅	某种气味勾起的回忆
	做白日梦，猜谜		花香带来的想象
	注意力高度集中		饭菜味道的感受
	回忆往事		呼吸清新的空气
看	阅读	体觉	全情地投入运动
	凝望河水、火焰、云朵		身处大自然
	高速驾驶		巅峰状态
	看电影，看电视		玩儿时的游戏
听	反复重复同一件事		度假
	梦被惊吓，弹奏乐器		瑜伽

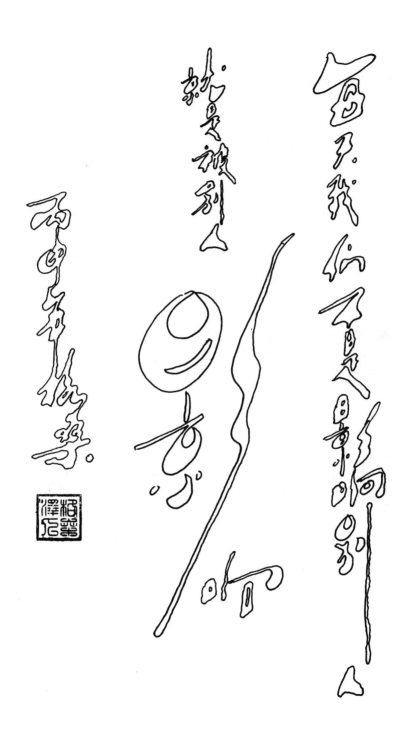

第一章　催眠，到底是什么？

15

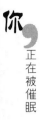
5．催眠，如何在东方文化下生长？

自布雷德医生使催眠成为一门真正的科学以来，催眠已经在西方国家发展了两百多年。其间虽然有不少波折和阻碍，但总体来讲，已然建立了一套较为成熟、完整的科学理论体系，得到了西方人的普遍接受，被广泛应用于身心疾病的治疗工作中。然而在中国，虽然这套系统的理论自 20 世纪初就被引入，却始终得不到广泛的认可。特别是近些年来，中国台湾、日本等地的一些催眠理论（如前世今生）以及大量关于催眠的负面信息（催眠犯罪等）蜂拥而来，使催眠蒙上了更重的玄异色彩，人们对催眠的看法也更加矛盾，一方面期冀催眠对缓解快节奏生活下的巨大压力有良好效果，另一方面又害怕催眠带来的伤害。

毫无疑问，催眠是一种优秀的心理调适与治疗方法。那么，如何让大众更容易地接受催眠，如何使诞生于西方的催眠理论与东方文化相融合，是中国心理工作者面临的巨大挑战。我们必须从千年来影响着中国人心理的因素入手，寻找具有东方文化特色的催眠理论与方法，从中国人自己的角度将真实的催眠还原给大众。

中国千年来的文化中鲜有单纯的科学体系，心理学也不例外，但这并不代表中国人不关注人内心状态的变化。事实上，中国文化的特色是科学与哲学相融合，以"思想""民俗""道德"等形式渗透到每个人的日常生活中，直指人内心的最深处，可以说"不是心理学，胜似心理学"。那么催眠的理论在中国文化中能找到哪些契合点呢？

（1）自省

细观中国诸家思想，大都把自省作为重要的部分，那么，自省描述的是怎样的一种状态呢？"省"说的是不要只用眼睛看外面的世界，也要人们在吸收大量外界信息的同时把更多的注意力集中在自己的内心，仔细倾听内心的需求，梳理内心的想法来顺应"天地之道、自然法则"，这样才能不断收获与进步——这描述的正是与潜意识沟通的过程，也就是自我催眠。

（2）画面

中华民族自古以来就生活在画面中，应用画面可以说已经成为整个民族千年来的无意识行为。无论汉字怎么演变，都是因形而表意，每个汉字写出来都是一幅画面，史学家往往通过大量的文字描写力求再现历史画面，因此中国历来文史不分家。在催眠中，大脑运作的方式就是通过画面来完成与潜意识的交流——这正是另外一个重要的契合点。我们发现，日常生活中的经验最容易将个人导入催眠状态，与心理学家研究出来的一些单纯的技巧相比，见效更快、更好。

继续研究下去，我们还可以从中国古老的文化中找出更多的催眠要素。催眠就像我们的哲学与科学一样，虽然未成体系，却融合了生活体验与感受。这一点在当今社会生活中亦然。所以，在引入西方系统的催眠理论的同时，我们还可以从人们的生活与传统文化中提取与催眠相关的内容，用我们自己的方式来理解催眠、应用催眠，进而普及这门科学，让我们拥有更适合东方人的催眠。

视野拓展：得觉催眠——发掘于东方文化的催眠方式

"得觉"二字是一个藏语的译音，意思是"平安吉祥，快乐安康"，包含藏族祈祷中最崇高的祝愿。在汉字字形的理解中，"得"可以看作每天都会进行细微的自我对话，"觉"则是自己享受头上的光环，这正是我们多数人人生状态的写照：一面痛苦犹疑，一面享受快乐，痛苦的时候内心就会有矛盾的对话，快乐的时候就会享受快乐的感觉。更重要的是，"得觉"二字精准地反映了我们传统的学习方式，那就是从"得到觉悟"到"得道觉行"的过程，用一个得觉图来表示就是：

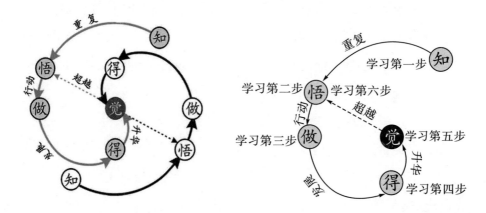

"得觉"更准确地来说是一套养生方法，包括"得觉催眠""得觉八式健身操""得觉心理调适技巧""得觉潜能训练""得觉呼吸养生法"。得觉催眠是其中最重要的一部分，是结合了中国传统文化对人自身学习要求的催眠理论，在心理咨询与人们日常生活应用中更贴近中国人本源的思想：我们每天都会有很专注的一段时间，

意识清醒地集中在一件事或一段冥想中，此时潜意识被唤醒——这种状态是我们的灵感与创造最活跃的时候。"得觉"的方法则教大家如何有意识地驾驭这种状态，调动潜能，克服在一般状态下不能克服的生理、心理疾病。

在催眠具体的操作技巧中，得觉催眠更加注重从个人本身的催眠动力点入手，结合传统的技巧（如藏音、点穴），灵活地将患者导入不同程度的催眠状态，有效降低患者对催眠的阻抗。

得觉催眠已经在心理治疗、心理咨询调心养生潜能开发等应用中取得良好效果，中央电视台与多家报纸媒体对此进行了报道，掌握这套技巧的心理工作者反馈其在应用中非常有效。我相信随着"得觉"理论的进一步系统化与完善，这种催眠方式必将为更多的人提供一种有效的治疗方法与自我调适方法。

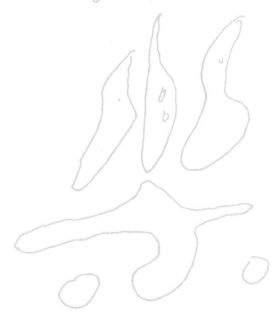

第一章　催眠，到底是什么？

第二章　中国传统文化中的催眠

正如"事实总发生在科学之前"，虽然催眠在中国很晚才形成科学的系统，但人们对催眠的应用却可以追溯到上古时代，它在中国文化形成的过程中画下了浓重的一笔。本章中，我们会在许多熟悉的文化中发现催眠的要素，以及这些催眠要素为文化本身增添的光彩。

1．神话，最具力量的催眠

人类的祖先从自然界中站起来，建立了与自然系统不同的社会体系后，便开始用一个更客观的角度观察自然界——风雨雷电、日出日落、岁月更替、四季变换。此时再回头看自身，不禁产生了诸多的疑问：人从何而来，为什么天生就是这样一个独立的个体，为什么有男人女人的区别……人们突然发现，自己所处的环境到处都是看不到的"未知"，于是一种难以名状的焦虑感充盈内心，也就是我们常说的恐慌——其实我们小的时候都有过这样的体验。例如，当我们第一次单独睡觉时面对无边黑暗的害怕与揪心。但既然走出了由"猿"到"人"的第一步，人类就已经选择了改造自然这条路。这将是异常艰苦的过程，没有强大的支持系统是不可能走下去的。

人类最终选择了内心作为一切力量的来源，开始不断地给自己编造各种各样的传奇故事。造人的神话、英雄的传说……故事有许多不同的内容，但每一个故事里主宰世界的都是长得像人但充满着神奇能量的"神"。人们不断地通过这些神看到自己战胜自然的各种场景，用神话的能量来暗示自己无所畏惧，从而获得强大的心理力量。

关于女娲的神话，就是其中的一个典型。据地理学家和天文学家的考证，在女娲存在的那个时代，人类似乎遭遇了"地球翻转"一般的重大自然灾难，正与神话中描写的"天崩地塌、大火燃烧、洪水泛滥、恶禽猛兽残害生灵"相吻合。我们暂且不管祖先怎样度过这样的灾难，总之他们生存了下来，而且还得继续面对自然的挑战。在这样的情况下，如果没有足够的信心与勇气显然是无法生存的。当时正处于母系时代，于是女英雄女娲便以无所不能、拯救世界的形象在人群中流传开来，人们用"我们有女娲护佑"给自己心理暗示，进而获得安全感——这就是我们所说的自我催眠。同样的，人们用"女娲造人"来解释人类的诞生与生殖繁衍也是自我催眠，因为有了"合理的"答案，人们才不会陷入面对无知的恐惧之中，这一点在现代心理学中是作为相当重要的一个现象来进行研究的。

更有意思的是，随着生产力水平的提高、人们抵抗自然灾害能力的增强，神话中神"无所不能"的色彩就逐渐减淡，而更加接近人类本身与实际的需求。比如"后羿射日"与"女娲补天"相比，后羿不再像女娲那样具有无边的神力，而是更多地依靠勇气、力量与工具战胜自然。之所以出现这样的变化，是因为此时人们更需要靠自身的力量创造更好的生活环境，后羿的成功是人类想要的成功，人们再次靠神话来进行自我催眠，进而获得改造自然的勇气与力量。

人类文明发展至今，许多关于自然、关于人类本身的问题已经被科学所解释，而神话则更多地被作为儿童的启蒙故事，因为这些故事不仅可以发挥其最初的作用——帮助懵懂的小孩认识世界，而且包含了在漫长的发展过程中来自人类灵性的最美好的东西——勇气和爱，可以让孩子传承到世界上最美的东西。不仅仅限于小孩，这些传奇故事中的催眠因素在日常生活中能给所有的人带来不一样的力量。

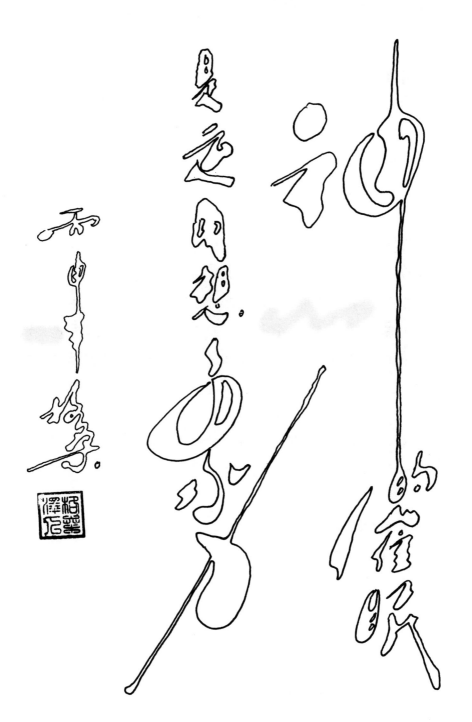

神之用想,是元月想,而有想而始尊。

第二章 中国传统文化中的催眠

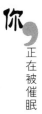

视野拓展：利用催眠获得力量的小窍门

人的能量是通过身体释放出来的，但却由大脑所控制。科学实证研究表明，我们日常生活中所用的能量只是总能量的一小部分，而更多的能量因为大脑的沉睡而沉睡在我们的体内。我们经常会感到疲劳或者是没有能力去做某件事情，实际上并不是身体的原因。英国著名心理分析家哈德菲尔德（J. A. Hadfield）在《权力心理学》（*The Psychology of Power*）中说："我们所感的大部分的疲劳与无力是由于心理的影响，事实上，纯粹由生理引起的疲劳是很少的。"也就是说，我们可以通过改变心理的某些运作方式来增加身体的能量，最简单的方式就是通过外部的暗示激发身体的潜能。

大脑的工作原理就是把接收到的信息转换成图像，然后再把图像转换成其他形式的能量作用于人体。譬如，电影中的大场面在带给我们震撼的时候，我们的主意识就完全集中在画面上，画面中所传达的情绪力量就会感染我们，让我们感受到力量。

★　看大场面的影片与图画。画面给人的大脑最直接的刺激，利用大场面（比如《指环王》或者《特洛伊》）的力量与震撼催眠自己，获得能量。

★　听激昂的音乐。音乐最容易进入人的潜意识，大脑会毫不排斥地接受音乐所带来的情绪，激昂的音乐（比如贝多芬的《英雄》或《第五交响曲》）给人以激昂的状态。

★　用积极的语言激励自己。积极的语言（如"加油！""我一定能！""所向无敌，无所畏惧""太好了、我能行、我帮你"）会激发我们积极的情绪，让我们充满活力。

2. 儒与道，持续千年的催眠场

2004 年，余秋雨与凤凰卫视的《千禧之旅》踏访世界文明古国的痕迹，结果发现了什么？古埃及神秘的文明，如今只剩炎炎烈日下的断壁残垣与夜晚的风沙；古巴比伦辉煌的建筑与文物，早已在多次战乱中毁坏散落……许多我们熟知的历史古国已不复存在。唯有中国文化传承至今，甚至经过百年战火的洗礼与外来文化的入侵后，不但没有被同化或消失，反而在新的时代中焕发异彩，像磁石一样吸引、同化着其他文化。

我们知道，任何一种文化的核心都在于"人"，文明的延续在于人的精神的传承。中华文化的精髓——"儒""道"这两大起源于春秋战国的思想千年来统领着中国人的精神，早已融入了我们祖祖辈辈的生活当中，我们可以称之为"文化的催眠"。那么这样强大的"场"是怎样影响和催眠我们的呢？

作为中国最早的经典学派，道家以老子的学说为代表。那么，什么是"道"呢？根据《尔雅》中的解释，"一达之谓道"，"道"就是"达"。从字的结构上来看，"道"可拆为"首"与"走"，就是头在考虑走的地方，即自我发展的方向。综合两者，我认为，所谓道，就是指人在进行一切行为活动时的精神层面。这是什么样的层面呢？就是教人心归自然，让自己的精神与天地统一起来，达到一种"你好，我好，世界好"的"清静"状态。

儒家学说以孔子为代表，在儒家的经典理论中，有这样四种人生境界："修身""齐家""治国""平天下"。"修身"即完善自我。

孔子给出了完善自我的两个关键标准——"仁""礼",并将其作为后三者的基础。也就是说,无论"齐家""治国"抑或"平天下",关键都在于使人们讲求"仁"与"礼"。这四种境界实际上都是在讲个人价值实现的程度,为人们提供了在社会中发展的一种模式。也正因为如此,从汉武帝"罢黜百家,独尊儒术"到封建社会的最后一个王朝——清朝,前后两千余年的时间里,儒家学说在中国社会一直占据主导地位。

表面看来,"儒"与"道"两种学说似乎格格不入,但是几千年来道家与儒家一直并肩统领着国学思想,关键一点就在于两种学说都追求"你好,我好,世界好"的和谐状态,只是关注的范围不同。这样一来,这两种思想就能从多个方面给人们以精神上的指导,从精神的各个角度催眠人们,维系中华文明的灵魂。

儒家倡导人们"出仕",即读书就是为了做官,在体现个人价值的同时获得地位与荣华富贵。儒学还构建了人与人和谐的场面,让统治者觉得这是一种极好的治国教民的依据,因此全套搬用作为国学。于是,对于读书人来说,做官是再清晰不过的美好画面了,很多人甚至亲眼见证了身边的邻人和朋友拥有权力、财富、成就的场面。这种直接的刺激,最容易驱动人们去模仿儒学中所倡导的行为模式,经过多人(甚至几代人)重复之后,儒学就成为整个社会当中的无意识动力点,很多人想都不想就直奔升官发财的道路,这就形成了儒学的催眠效应。

儒家的思想在极大程度上促进了社会的发展,然而权力、财富、自我价值毕竟不是每个人都能得到的。于是在这个发展过程中,虽然儒家本身倡导和谐礼让的道德趋向,但是人们对自身的关注还是达到了某种"狂热"的程度,从而导致欲念丛生。《淮南子》

原道篇中说："夫喜怒者，道之邪也；忧悲者，德之失也；好憎者，心之过也；嗜欲者，性之累也。人大怒破阴，大喜坠阳。薄气发暗，惊怖为狂；忧悲多患，病乃成积；好憎繁多，祸乃相随。"这里描述的就是因此而产生的精神状态。为了摆脱这种痛苦，人们又发现了道家思想的"超然物外，清净无为"。

"无为"不是什么都不做，而是放弃那些过分的欲念，将关注的点扩大到自然界，顺应世界的变化，回归"真我（自然属性）"。当那些遭受痛苦、失意的人遇到道家的理论时，往往发现这种"天人合一"的思想一下子打开了他们的精神层面，拓宽了他们的视野。在自然界广阔的天地里，顺应发展而自然行事，更能带来精神上的轻松与快乐——这正是他们想要而没有得到的，于是，人们痛苦的精神在道家那里得到了自由。这样一种自我认同的状态，也同样吸引了大批追随者，在大众中形成了另外一个无意识场。这两种文化相辅相成，联系人、社会与自然，强大的无意识场造成了强烈的催眠效应。

在西方心理学界，美国科学家亚伯拉罕·马斯洛（Abraham Maslow，1908—1970）提出了著名的人类五大需求层次理论——生存的需求、安全的需求、爱与归宿的需求、被尊重的需求、自我价值的需求。我们发现这与中国儒家的四大境界颇有相似之处，不过马斯洛认为这五个层次是由下到上逐步被满足的，与国学中"儒""道"相比，后者更加灵活、广博。正是这种灵活与广博，让不同时代、不同层次、不同需求的人都能有精神上的寄托，也正是因为有了这种精神寄托，社会才能向前发展。

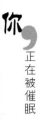

视野拓展：指点人生前进的二字"箴言"

在各种场合，总有朋友提出这样的问题："我不知道自己未来能做什么？""我遇到了××，该怎么办？""我要怎样才能××？"这类问题是人类永恒的困惑——如何在未来不确定因素中继续前进？中国儒道文化教给人们两种应对方式，叫作"顺应"与"坚持"。这四个字讲的是一种极为灵活的人生态度，我将这四个字所含的处世哲学概括为"迷、明"二字箴言，作为心理调适的一个技巧。

迷，则行醒事

"迷"是对各种困惑的概括，"行醒事"为应对方式。这句话的意思就是：当看不清楚未来的时候，把眼前清楚的事情做好。这其实是"顺应"的体现——我们遇到一时无法解决的困难时，唯有心平气和地接纳困难，把能做和该做的事情做好，才更容易找到解决的方法，因为只有行动才能看到变化。

明，则择事而行

这句话紧承上句，意思是当知道自己的未来或者目标时，选择性地把眼前的事情做好。

这其实是"坚持"的体现——做事情有选择性，直奔目标，让生命高效运行，并且表现出独特的个性。

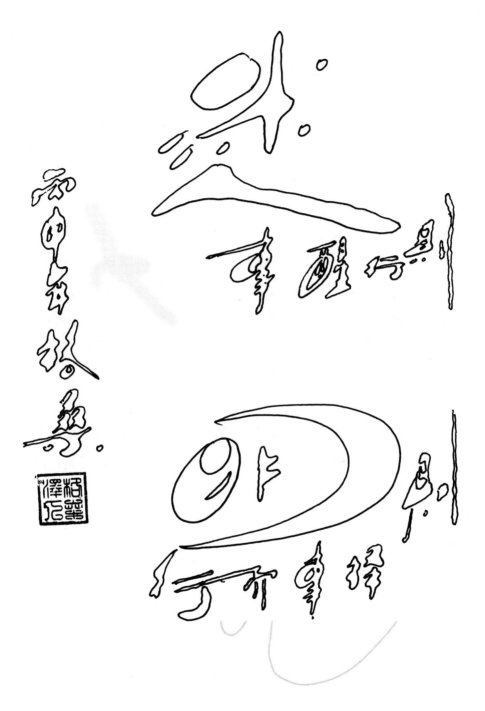

第二章　中国传统文化中的催眠

29

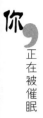

3. 历史故事中所包含的自我催眠

中国历史有一个最大的特点就是文史不分家，史学家除了记载历史外，还承担了一个重要的责任，就是建立一种精神力量，使后人能够模仿、借鉴、学习与传承。这个过程大概是这样的：史学家在记录历史的同时，或描述、渲染故事场景，或塑造人物形象，将深刻的思想间接地展示给人们，使人们在读到这些历史故事的时候，能够感受到史学家笔下要传达的思想，化作实用的精神力量。这些精神力量有些是人们的美好品质，有些是人性的特点，而有些则是可以被人们模仿的方法。这当中也不缺少催眠的影子。

比如，许多历史著作中都有对"吴越之争"的描述，在相关的文字中，史学家讲述了吴越两辈四个君主间的恩怨，其中关于吴王夫差，提到了这样的故事：

春秋末年，地处南方的邻居吴国和越国谁都不服谁，两国的战争从公元前544年吴王余祭被越国俘虏暗杀开始，一直持续了近半个世纪。公元前496年，越王允常驾崩，当时的吴王阖闾乘人之危攻打越国。然而越国早有准备，阖闾惨败而归，不久竟然一命呜呼，吴国的军事实力也随之大降。其子夫差背负着父亲的耻辱继位，虽然很想立刻报仇，可毕竟形势不允许，于是他决定先休养生息两年，等喘过气来再教训越国。

不过，夫差知道自己本性贪图享乐，而且自制力不佳，害怕自己因平静的生活而变得颓废不思进取，于是想了个主意：他命令属下每天都要在最容易松懈的时刻提醒他继续努力。早晨，侍从在他的窗下大声质问："夫差，你忘记要给你父亲报仇了吗？"在质问中夫差立即醒来，痛苦地回答"夫差不敢"，然后迅速起床工作。吃饭时，只要超过一定的时间，侍从就会撤走碗筷并且质问他："夫差，你忘记你父亲的仇恨了?"夫差立即会停止进食去工作。晚上，侍从也用同样的方法防止夫差打瞌睡。

故事后来的发展自然是夫差于两年后打败了越王勾践，从此得意洋洋，变得贪图享乐不思进取，被越王勾践在眼皮底下"十年修养，十年生聚"后大败于会稽山。我们从后来的故事中知道，夫差其实是一个贪图安逸、注重享乐的人，但是在这个故事的前段，夫差却能够克服自己人性的弱点，一门心思地把精力全部放在了报仇强国的事情上，这靠的就是催眠。那么他是怎么应用催眠的呢?

夫差利用自己的君主之便，指挥手下人集体用语言催眠自己——无论走到哪里、无论在做什么，都有人不断地提醒他不要忘记丧父之耻，这样不断地重复，在夫差的潜意识中深深地烙下了要为父报仇的意念。在潜意识的作用下，他放弃了享乐，完全处于"完成复仇大业"的催眠状态之中。并且，夫差这一招可谓一箭双雕——侍从、属下在主动催眠夫差的同时，也在进行着自我催眠，因为重复的信息也进入了属下的潜意识中，使吴国上下一心，同仇敌忾，岂有不胜之理?

类似的故事不胜枚举，比如吕不韦在身无分文的情况下催眠自己战胜困难，最后变成了大富翁；苏秦在一事无成被家人鄙视的情况下，用"头悬梁、锥刺股"的方式催眠自己来学习；史学家司马迁在身体受刑的情况下，催眠自己完成《史记》的撰写。当然，史学家在写这些故事的时候，催眠还没有被作为科学发展出来，但是我们今天研究这些故事可以很明显地发现其中催眠的因素，这就说明中国对催眠的应用远早于对之的研究。

千百年来，这些故事已经深入人心，人们已经直接或间接地应用这些技巧，可见其认同度相当高。那么中国的催眠研究者就要从这些历史故事中发掘催眠技巧，有了这样深厚的历史机缘，这些技巧会更适合中国人。

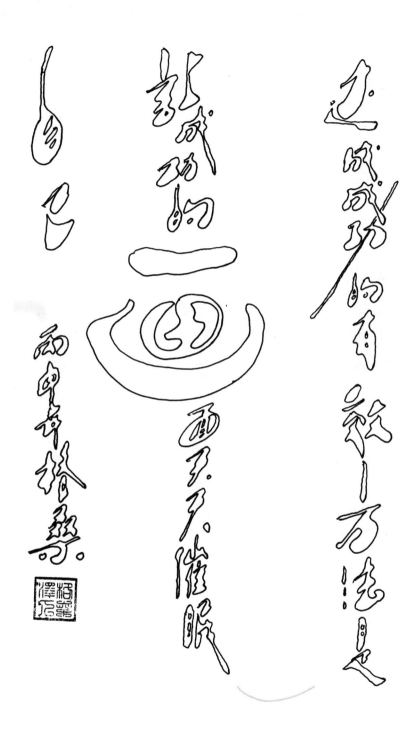

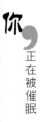

视野拓展："信念"背后有什么催眠技巧？

阅读历史故事，我们会发现获得成功的人大都拥有某种我们称之为"信念"的力量，他们可以放弃许多正常人难以割舍的东西，坚持不懈，直到成功。那种执着看起来不可思议，因为在大多数情况下我们都无法做到，感觉这些人仿佛处于"为了目标可以不顾一切"的"失控"状态——这其实就是一种催眠状态。

人们的活动来自他们内心的需求，每一个人心中都会给自己设定各种各样的目标。但是人们都愿意"逃离痛苦，追求快乐"，而追求目标的过程一定是个痛苦的过程。所以懒惰、找借口、拖延等一些因素会成为成功路上的"绊脚石"，而"信念"就是清扫这些"绊脚石"最有效的武器。从汉字的表意来看，我们可以这样解释信念：信念就是人在心中每天对自己说的话。也就是说，我们每天给自己什么样的对话，就将拥有什么样的生活，心理学上称之为"暗示"，不断地自我暗示将使自己处于催眠状态。

在催眠理论中，"自我暗示之父"法国的埃米尔·库埃（Emile Coue，1857—1926）的"正性构想"提供了一种自我催眠的成功模式，就是不断暗示自己在进步、在努力。这种暗示，首先使人的需求与渴望不断加深，然后用未来积极的画面替换掉当下痛苦的体验，从而使人们获得前进的动力，这与"信念"的作用是相同的。

我们也可以利用"信念"的催眠力量帮助自己达成目标，这是一个技巧，下面介绍其中一种模式：

★ 了解自我，确立自己真正的目标。把自己的目标写下来，每天都念给自己听。

★ 把目标细化，成为真正可实施的方案，每做一件事情都问问自己：这件事对我目标的达成有什么意义？

★ 不断重复想象自己成功后的画面，特别是在懒惰、想放弃的时候。

★ 遇到挫折时，告诉自己：挫折与成功总是并行而来，只要相信自己，就一定能成功！

4. 谁用四大名著催眠了我们？

四大名著是中国文学作品最瑰丽的宝藏之一，虽然成书于几百年前，但从古至今一直受到读者的喜欢，让许多人为之痴迷，甚至被作为专门的学问来研究。出现这样的现象，必然存在催眠的效应。本节将一一揭示四大名著中的催眠效应。

首先是爱情小说的代表作《红楼梦》。《红楼梦》数百年来最吸引人的地方，莫过于书中人物的爱情故事。故事中男男女女之间悲欢离合的故事之所以吸引读者，主要是因为人们内心的一种"弥补缺憾"情结在作祟。因为我们在生活中，往往无法遇到宛若童话故事般理想的凄美悱恻的爱情，于是当看到这样的情节在书中出现时，"补缺"情结就会发挥作用，让我们不自觉地将自己代入书中，将自己想象为贾宝玉或者林黛玉，用她们的爱情来弥补自身爱情的缺憾，通过这样的补缺将自己的感情寄托于书中。其原理类似于那些无法拥有豪华轿车或跑车，于是将自己卧室摆满汽车模型或贴满汽车图片的男孩。

而作为谋略小说的典型巨著《三国演义》，则满足了人们对权力的渴望。想想看，无论是曹操、孙权还是刘备，只要一声令下，就可以令万千兵士为之厮杀战斗；而且，作为三国时期的领导者，他们牢牢控制着天下的英雄：司马懿、周瑜、陆逊、赵云、诸葛亮、关羽……这样的权利，谁会不为之心动？于是，渴望权力、迷恋谋略的人，便会不自觉地被故事吸引，将自己化身为书中的英雄豪杰，以满足自身对于操纵、控制力的欲望。

玄幻小说催眠读者的要素，与网络游戏类似——虚无缥缈的故事情节、刺激无比的背景设置。在这样的世界中，必然会有英雄。比如《西游记》中的齐天大圣，其广大神通，深深地吸引了那些渴望力量、对未知世界充满幻想的人，尤其是以孩童为代表的年轻一代。这也是《西游记》改编的电视剧那么受儿童喜爱的原因，甚至有些孩子因为《西游记》而开始崇拜六小龄童——他们被无所不能的孙悟空催眠了。

而作为武侠小说的开山鼻祖——《水浒传》，其中的人物虽然没有齐天大圣那般法力无边，但是也深深催眠了读者。读者在看《水浒传》的时候，不仅仅是为主人公的拳脚功夫所折服，更是因为梁山的 108 条好汉满足了他们潜意识里的叛逆感。他们越是反抗残暴不仁的奸臣恶霸，越是让读者为他们的反抗精神所着迷，甚至不自觉地把自己想象成林冲、鲁达……

文学的催眠在于通过文字的组合，让人产生想象的空间，这样的想象其实是整合了读者大脑中已有的资料，根据自己的情绪感受创造出属于个人的画面。不要小看这样的空间，在给读者带来画面的同时，留给读者填充自己内心欲望的自由，这样的过程强有力地把读者的意识缩小到一定的范围内，达到催眠的效果。

读者被某部文学作品催眠之后，会把书中的一些语言模式应用到生活中，比如看过《水浒》之后，许多男孩子都会把"鸟人"

"洒家"之类的词挂在嘴边，以显示自己的英雄之气；而读过《西游记》后，"何方妖孽，报上名来"则可能成为流行的问候语。如果读者在现实生活中扮演书中角色能得到周围人的认同，就会产生一种成就感，这是一种非常享受的感觉：享受书中的人物、情节或者场景，为书中的悲伤而悲伤，为书中的幸福而幸福，为书中的快乐而快乐——在这个过程中，人已经进一步被催眠，融入书中了！

视野拓展：集体催眠怎样利用"场"的力量？

由于被催眠对象的不同，催眠可分为集体催眠、单人催眠和自我催眠三种方式。在临床治疗中，集体催眠就是让病情相似、年龄相近、性别相同的几个或十多个人集中在一起实施催眠，这样既可同时治疗多人，又可消除求治者的孤独感和恐惧心理，还可以通过催眠气氛，增加求治者对催眠效果的信服。催眠作用于人的意识，营造一个恰当的"场"，往往能够达到事半功倍的效果。这个"场"指的是什么呢？有人用"磁场"来做类似的分析，其实简单地说，"场"就是人们对某种感觉的普遍感知度。例如，当置身于法庭或者教堂时，人们会不由自主地产生一种庄严神圣的感觉，这就是"场"的力量。

在一个集体中，容易形成一种固定的"场"。其原因就在于，在群众中，有些人对暗示有特别敏感的反应，会完全按照催眠师的暗示完成动作；而另外一些人虽然对催眠师的暗示不够敏感，但看到身边的人进入状态，就会不由自主地模仿周围人的反应而动作。这或许是因为他们希望与别人得到一样的收获，同时只有与众人一样才会感到安全。在心理学上，这叫"从众效应"，也叫集体无意

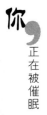

识，说白了，催眠的"场"就是对从众效应的应用。

集体催眠这种"场"的效应，对于当今许多企业的领导人有着重要的启发意义。要想使自己的企业团结、努力、向上，只需要做一件事情，那就是在自己及高层、中层领导中，营造一种勤奋、团结、向上的氛围，其他员工就会自然而然地随着"场"努力工作。

5．俗语，还是催眠口诀？

俗语是汉语中约定俗成的语言形式，从古代到现代，我们生活中已经累计了无数条这样的俗语："身在曹营心在汉""一日不见，如隔三秋""大海从鱼跃，长空任鸟飞"……这些俗语都代表了某种为世人所共同认可的道理，当我们内心困惑或者要说服他人时，用一句俗语往往大大增加了说服力。此时，俗语就像是催眠口诀一样，对人们有着引导、教化的作用。

不信？我们不妨看看以下例子：

"量力而行、尽力而为"——我们都有这样的体验，某件事情几经努力却依然没有理想的结果，当听到这句话时郁闷的情绪就会缓解：自己的能力总有限度，不可能什么事情都能搞定，有力所不能及的情况也没什么奇怪的，更何况古人都这么说了，我干嘛还要跟自己过不去呢？这个心理活动的过程说明"俗语""放下心里的包袱"是这句话的最大作用，也是它能够催眠我们的原因。

"大事化小，小事化了"——这句话是中庸思想的典型代表，通常用来让那些性格较为暴躁、容易滋生事端的人处于温和的状态。劝慰处于激动情绪中的人，通常都会遭到强烈的反驳。人们用这句话反复劝导——这是大家都普遍认同的理由，还有什么理由比这个更充分呢——致使听者在瞬间无言可对，加上内心本来也不愿意不好的事情发生在自己身上，于是这句话便成为很好的台阶，产生了催眠效果。

根据上两个心理过程，我们不难总结俗语成为"催眠口诀"的原因。首先，俗语具有权威性。俗语中凝练的道理经过许多代人的重复已经形成一种社会认同，个人潜意识受到社会认同的影响，对其正确性毫不质疑。其次，俗语与人最深层次的愿望是一致的。人本能的愿望都希望自己能更好，而无数经验表明，俗语中包含的道理总是引导人们向着好的方向发展，所以我们也愿意顺从俗语的引导。最后，俗语语言模式与人们的语言极易合拍。俗语语言韵律规整、简洁凝练，各种各样的人都能朗朗上口，表达的意思又容易被彼此理解，与人们最合拍的语言自然对人们有着普遍的作用。

视野拓展："不要想红色的大象"原理

从人类大脑工作的方式来说，左脑接收到的语言会在右脑产生画面，语言的不断重复会强化右脑的画面，这就是语言能够催眠的生理学原理。用一个形象的例子"不要想红色的大象"可以将其过程演示出来。

发出命令：

"请你不要想红色的大象！"

"请你千万不要想红色的大象！"

"拜托你不要再想红色的大象了！"

话被耳朵接收到后立即入脑，左脑搞不清楚红色的大象是什么意思，立刻把命令转达给右脑："喂，主人说让你不要想红色的

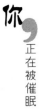
大象！"

右脑是最听话的执行者，于是它立刻在大脑里搜索关于红色大象的照片，站着的红色大象、躺着的红色大象、吃饭的红色大象……将有关大象的照片全部搜索出来。

此时左脑又把第二句命令传达了过来："喂，主人让你千万不要想红色的大象！"右脑对着挑出来的照片左看看，右看看，最后挑出来一张问左脑："主人啊，是不是不想这个红色的大象？"

第三句命令又来了："喂，拜托你不再要想红色的大象了，你怎么还在想呢？"右脑觉得很迷茫，于是又拿出另外一张："那，一定是不想这张红色的大象喽！"

这就是左右脑的对话，当我们用否定的语言跟自己说话的时候，首先想到的一定是被否定的那部分内容的画面，而否定词会被忽略，也就是消极的内容词会被屏蔽，去找这句话带来的画面，体验画面带来的感觉。比如，我们告诉自己："考试不要紧张噢！"首先大脑会给出许多紧张的图片，身体也就会随即出现紧张的反应。

这个例子说明，在我们选用正面的语言或者是否定的负面语言时，我们首先会出现语言里的内容。在日常生活中，我们一直被语言包围着，特别是自己的语言。所以快乐与成功的又一大秘诀在于：给自己积极的语言。这个技巧的具体内容将在后文讲述。

第三章　宗教中的催眠

　　宗教具有催眠性。无论哪个宗教，其教义、仪式以及规模，无一不是对催眠最好的应用。宗教的教义和仪式一方面为信徒提供信仰，另一方面又借着信仰来约束信徒的行为，使其完全顺从于宗教的组织，我们甚至可以这样说："宗教，本身就是一种催眠。"

1. 人们为什么心甘情愿地被宗教催眠?

　　在科学没有发展起来的时候，人们对于自然界的畏惧让他们不得不建立某种信仰，比如原始图腾、中国的神仙、西方的诸神等。有了信仰，人们才可以自我催眠："我是受到神灵庇护的，无论现在有多大的困难我都会克服。"而宗教大都延续了人们对神的崇拜，由一些人形成组织，大家跟着信奉某种教义，执行固定的仪式来表达对宗教信仰的尊敬。

　　随着社会的进步和科技的发展，越来越多的人开始明白神是虚无的，然而他们却依旧信奉宗教，相信宗教所宣扬的思想。这又是因为什么呢？这是因为，虽然脱去了神的外衣，但是宗教对人们的催眠因素仍旧存在——对于无法解释或未知事物带来的恐惧，宗教为人们提供了精神的寄托。

◆对于生死

自古以来，人们一直对死亡怀着深深的恐惧。虽然现代科学对于死亡给出了科学的解释，但人们总希望有一些东西能保留下来。于是谈到生死轮回，几乎所有的宗教都告诉人们："死亡并非终点。"并且，宗教给出了死后轮回的详细画面，这些或喜或忧的画面——比如"恶有恶报，善有善报""天堂与地狱"——给人以一个身心双向的体验，这些体验就约束了人们的欲望。

在人的一生中，总有一些遗憾的事情，这些事情在临死时总会让人因缺憾而异常痛苦。宗教生死轮回的说法，让人们看到了弥补的机会。人们会觉得："加入宗教成为信徒就能够弥补遗憾，拥有圆满的一生，这真是太好了！"于是只要宗教里所要求的行为礼节，人们都会不顾一切地去遵循并且坚信不疑；即使产生了一点怀疑，也会很快被周围的信徒催眠。

对于生死轮回，宗教催眠的正面意义就在于：让人们对于个人责任与利益更加了然，并且从长远的角度来考虑自己的行事方法。

◆对于苦难、困难

宗教思想中很重要的一点，就是教信徒向善。他们认为，只要多做善事，将快乐、善良、美好的事情带给别人，自己就会获得心灵上的超脱，从而消除孽障和苦难。这对于那些渴望消除心灵不安与困惑、企盼过上平静安详生活的信徒来说无疑是巨大的诱惑。

同时，宗教还信奉隐忍的态度。例如，在圣经中，耶稣教导门徒在旅行时不能带任何物品，包括干粮和衣服。如果饥饿、寒冷，可以到附近的人家中讨要。当别人给予干粮、衣服之后，都要说上一句"奉主之名，你们这一家有福了"。当然，对于别人的赠予，门徒不得有半点意见，给多少是多少。细细想来，这与佛教在"化缘"后说上一句"阿弥陀佛"有异曲同工之妙。

这样的要求，其实也是对信徒的催眠。因为在讨要和化缘的过程中，信徒会不断给自己施加信号，"奉主之名"和"阿弥陀佛"其实就是对自我的一种重复刺激。而且，在整个宗教的传授过程中还有两个共同点——对传教者、信徒的赞许；祈祷词简单、重复，语气温和。这些都带有极强的暗示效果，十分容易让信徒进入催眠状态。

之所以称"宗教本身就是一种催眠"，是因为它同国学一样都是人们精神的寄托，但不同的是，宗教是把这种寄托嫁接在一个与人类差不多但又具有神力的"神"上面，由这个"神"来引导众人的精神。而人们愿意加入宗教组织的最主要原因就是"逃离痛苦，追求快乐"，这也是人的本能所在。

从心理学的角度来看，人的"痛苦"大都由心中的欲念引起。"欲"是索取，人的欲望越大，痛苦就越多；而当人行善的时候，使人痛苦的欲望就会减少，因为"给予"的过程实际是能量的互换，给予的越多，个人获得的能量就越多，人的格局也就越大，对自我认识的程度也就越深。

这样一个自省觉悟的过程，不断地重复，让人养成"自觉"的习惯，他就会获得无穷无尽快乐的能量。

你，正在被催眠

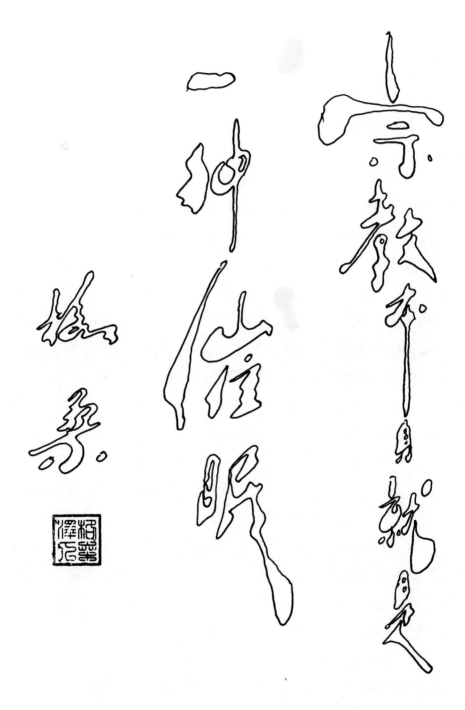

宗教本质是一种催眠。栖泉。

44

视野拓展：谈谈宗教的起源

提到宗教的起源，答案或许千差万别。有一种说法是一堆火——在远古时期的某一个雷电交加的夜晚，一道闪电过后，一道亮光从天而降，劈开了一棵参天大树。大树一边应声而倒，一边燃起了熊熊烈火。一群原始人类发现了这团火，他们认为这种具有极高能量的物质，来源于一种更高级的生命。经过分析，他们认为这种更高级的生命应该叫作"神"。于是，他们开始对神膜拜顶礼——最早的宗教就此诞生。

这其实就是我们在第一章中所提到的来自神的催眠。不过，有所不同的是，宗教人士通过火焰，发现了催眠的真谛。

当我们在郊外游玩，很多人会有这样的经历：当夜间点起篝火时，望着变化莫测的火焰，自己常常会不知不觉地陷入一种毫无杂念的入静状态，脑子里完全空白，只是傻傻地盯着在干柴上舞蹈着的火焰发呆。这就是进入了催眠状态。

早期的宗教人士发现了人的这种特殊状态，于是，他们利用火焰以及其他方式促使信徒进入催眠状态，并借助"神"的名义来给人治病。当人处于催眠状态下时，许多疾病都能有效地减轻甚至治愈（关于利用催眠治疗疾病的技巧，将在后面的章节中介绍）。这一结论在 3000 年前古埃及出土的手卷当中就有记载，后来又得到了现代医学的验证。因催眠的力量而被治愈的人，对于"神"的力量越发崇拜，于是在他们的影响下，越来越多的人相信宗教，从而形成了更深层次的催眠效应。

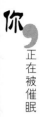

2. 解密宗教仪式背后的三大催眠要点

宗教大都不以国家、地域为疆界，能够在不同的人群中建立广泛的联系与认同，这与宗教特有的交流方式密切相关。宗教一般通过各种各样的活动和仪式维系信徒与组织之间的联系。这些仪式通常将音乐、文字以及肢体语言结合在一起，建立某种程序，比如祈祷、赞美，引导广大信徒模仿并且不断重复，成为教徒日常生活中的习惯，进而达到催眠效应，使信徒完全顺从宗教的安排与意志。

几乎所有的宗教仪式都是围绕着信仰展开的，这也是催眠最重要的部分。信仰其实就是我们的精神世界。为了过得快乐与幸福，我们应该对过去发生的事情认同、接纳，对现在发生的事情付出努力，对未来的生活抱有希望。然而生活中不可避免地有冲突、压力、怀疑、忧伤等负面因素，一旦遇到，我们的精神世界就开始变得沉重，信念变得模糊，我们也因此感到茫然，恐惧与痛苦油然而生。

而宗教建立的信仰既无形又有形，正好调和了这样的矛盾。"无形"为人们提供了足够的可塑性来建造精神家园。人们可以把感觉、需求暂时放在里面，有需即取，当精神沉重时身体也可以不受影响地往前走，有助于摆脱困境。比如，许多人会在痛苦、陷入困境的时候告诉自己"这是上天在考验我呢，只要坚持就好了"。"有形"是说宗教通过图画、文字等塑造了看得见、摸得着的形象，其作用就在于当人们的疑虑抬头的时候，信仰不会那么容易被质疑或者崩塌，人们想象那些真实的故事和实在的形象，可以将自己的思维转向新的看点，问题因此更容易被解决。"有形"与"无形"

的结合使人们觉得宗教信仰更加稳定，能够提供长久的力量，因此人们心甘情愿地信奉着宗教，这就是催眠。

宗教提倡、教导人们怀有感恩的心，礼赞作为宗教仪式中的重要的组成部分，同样发挥着巨大的催眠作用。首先宗教要求人们赞颂的本教信仰往往是塑造出来的形象。这些形象有大量的故事，人们赞颂故事中表现出来的各种美好的品质，一方面经自我暗示起到被教化的作用，另一方面不断地重复强化使宗教信仰在人们心中更加稳固、不易被动摇。其次，人们在礼赞的时候，内心往往会有美好的感情，能够带来愉悦的感受。我们知道"趋利避害"是人的本能，人总愿意靠近令自己舒服的体验，而宗教正好把这种愉悦的感受提取出来，让人亲近，达到催眠的效果。最后，宗教仪式中的礼赞通常要让人们随着音乐唱出来（如赞美诗），这本身也是一种催眠的手段。为什么这么说呢？我们都有体会，在专心唱歌的时候大脑的感觉是空的，也就是说几乎没有评判，同时耳朵又随时接收着声音信号，所以赞美的内容直接进入潜意识，被人们所接纳。

祈祷几乎是每个宗教信奉者的必修课。人们在祈祷时向神灵表达自己内心各种各样的意愿与需求，尽管目标的达成大都要靠自己的努力，但人们仍愿意向神灵祈求，并且这种祈求很多时候是一种无意识行为，这点从人们的语言习惯中就可以看出：许多人的口头禅就是"谢天谢地"或"上帝保佑"，其中的道理也在于催眠效应。人们习惯于在遇到困难的时候祈祷，是因为祈祷表达了对未来的期许，需要的内容在人们祈祷时会以画面的形式清晰地出现在脑海里，转移了本来对准"痛苦"的看点，使人们能够获得更多的力量往前走。

这种效果与其说是宗教仪式的催眠，不如说是人们的自我催眠。信仰、礼赞与祈祷本来就是获得快乐人生的重要途径。在忙碌的生活中，只要我们能够安静下来，静静地倾听自己心灵深处的自我对话，进行恰当而强有力的自我暗示，生活即可变得充实、满足与幸福。但是许多人自我价值感还没有强大到这种程度，尚不能灵活、独立地应用，只好借助宗教来完成这个自我催眠的过程。从这个角度讲，宗教具有非常积极的作用。

视野拓展：上帝是什么样子的？

有这样一个故事：神学院的最后一堂课上，老神父给这些经过长久训练即将走向世界各地的神父出了最后一道考试题，他说："经过这么久的学习，现在请大家描述一下上帝是什么样子的。"这是多么简单的问题啊，年轻的神父脸上露出如释重负的表情，大家纷纷站起来发言，描述自己心目中的上帝。有人说上帝留着漂亮的大胡子，和蔼可亲；有人说上帝满头银发，满脸沧桑；有人说上帝非常年轻，富有活力；有人说上帝眼光明亮，深沉而睿智……这么多人发言，描述出来的上帝竟然没有两个是相同的。随着发言的人越来越多，大家脸上渐渐露出不安的表情，甚至后面发言的几位神父声音开始变得犹疑不定。

老神父耐心地听完了最后一个人的发言，他看着下面一张张略显惊慌的脸笑了，说："太好了，各位，我们看到大家心中的上帝都是不一样的。"有人问："那么别人问起上帝是什么样子的，我们该怎样向他们描述呢？"神父说："上帝在每个人的心里，怎么会完全相同呢？你们就是要让每个人看到他们心中的上帝。"

老神父的话所震撼的不仅仅是年轻的神父，同样还有我们。上帝就在每个人的心中，我们与上帝的交流可以看作内心的自我对话，随着个人的感受、体验、需求不同而不同。对于上帝是什么样子的，每个人的答案都正确，其关键就是我们想要什么样的生活，想约束自己的哪些行为，想拥有哪些美好的品质……当对这一系列的问题我们都有清晰答案的时候，上帝的模样也就清晰了。

3．宗教建筑如何构建催眠环境？

宗教建筑向来是建筑艺术家与美学家倍加推崇的经典，比如东方佛教的寺庙、西方宗教的大教堂、伊斯兰教的清真寺。这些建筑背后包含着的文化内涵使建筑具有恒久弥新的魅力，得到了人们的普遍认同，这其中就包含催眠的因素。

我们先来看看东方的佛寺与西方宗教的教堂各自有怎样的特点。

佛教从印度传入中国之后，佛寺逐渐具有了中国传统建筑的特点。中国佛寺大都依山而建，取山在中国文化中的感觉——高、静、幽。建筑以殿堂为主，四方对称，多采用中国传统的梁柱式结构，并且梁柱的数目、方位都有固定的讲究，形成了一种特殊的风格。寺庙外形楼阁相簇、飞檐斗拱、结构精巧，在内部空间的处理上给人以高远的感觉，并且照顾了声音的反射，使其发出的声音都会有饱满的回响，时刻给人们一种气势恢宏的印象。色彩方面，寺庙一般以朱红、青灰为主，加上自然的山水植物之色，显得厚重，内部墙壁上都有形态逼真甚至是略带夸张的油彩画。寺庙内的神灵塑像高大辉煌、栩栩如生，如天津市蓟县城内的独乐寺观音阁高23米，构架空灵，飞檐张扬洒脱，阁内的11面彩塑观音像高达十六米多，色彩鲜艳，表情生动。人们站在塑像前会感觉巨人从高空直压下来，相当具有震慑力。

　　特别值得一提的是布达拉宫。拉萨缺氧、高寒、高海拔且植被稀少，一片灰褐色之间，布达拉宫楼群傲然矗立于山巅，红白两色的楼群连接天地，格外恢宏！其中，红宫专供宗教领袖和整个宗教机构使用，白宫主要用于一般的工作与生活，其纯白的基色象征着圣洁和灵性，与云海连成一片，金色的圆顶在阳光中跃然于云间。人们在布达拉宫脚下仰望这座圣殿，无需言语，就可以不自觉地心无杂念；无需指点，就可以专注于内心的虔诚——这便已然进入催眠状态。布达拉宫的神奇便在于此，当属催眠的绝顶建筑与最佳境地。

　　西方最经典的宗教建筑当属哥特式建筑，主要用于天主教教堂。哥特式大教堂在城市里往往是该城市的标志性建筑，主体高大宏伟，大理石的建材给人以整洁、浑然一体的感觉，外部高耸的尖塔群高者入云、矮者挺拔，层次分明，错落有致；教堂内部多使用尖形拱门、肋形拱顶和飞扶壁，厚重度大大减少，产生出垂直向上、高耸入云的动感，大幅饰有彩色玻璃花窗的窗户，使得教堂内光线丰富而有层次；教堂的塔顶、门前饰有精美的浮雕和石刻，教堂内部往往装饰有宗教色彩浓重的饰物，力求营造出神秘感。如被米兰人称为"世界奇迹"的米兰大教堂，从高空俯视宛如一个巨大的拉丁十字形伸展在米兰的城市间。这座教堂通体白色，长150米，宽49米，中部堂顶高约45米，教堂上建有135座大理石尖塔，中央尖塔高达108米，尖塔上较大的人物雕有2000多尊。教堂两侧建有高高的花窗，上面饰以彩色玻璃拼成的圣经故事，精美而华贵，集中体现了教堂的神圣。

比较之下，我们不难发现，尽管东西方宗教建筑的风格完全不同，但给人带来的感觉却有许多相似之处，而这些相似之处正是其催眠要素的所在。

　　首先，东西方的宗教建筑在规模上都给人们神圣的暗示。东西方的建筑外部都非常高大，给人以气势恢宏的感觉，同时内部都注意到了高度空间上的设计，使人走在其中忍不住抬头仰望——正是这个抬头的动作，会使思考停顿，大脑空掉，身体渺小的感觉立即没有阻抗地浮现出来，在对方气势的震慑下，神圣的感觉油然而生，这便是催眠的第一步。

　　其次，东西方建筑都借用视觉来达到催眠的作用。东方寺庙内部整体的光线偏厚重，但色彩却很丰富，看久了人的眼睛就会产生疲劳——也就是我们所说的"看花了眼"——这时非常容易进入催眠状态。而西方教堂之内力求给人华丽、神秘的感觉，也会使人在不知不觉中被浅催眠（催眠深度的三个层次见第一章第三节）。

　　最后，宗教建筑内部的音响效果有助于催眠。宗教建筑的主要作用是作为举行宗教仪式的场所，如寺庙里的诵经、跪拜，教堂里的讲经、礼赞等。在这些仪式中，人们所处位置听到的声音十分饱满，频率中偏低，让人感到非常的舒服与放松，加上倾听的内容本身抑扬顿挫的重复，使人很容易进入催眠状态。

第三章　宗教中的催眠

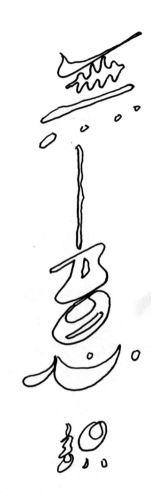

看不見却时时催眠我们的

丙申春柏楽

自然 社会 集体 家庭

视野拓展：如何布置催眠场地？

环境对催眠效果有一定程度的影响：对于感受性较好的人来说环境的影响不大，甚至在气氛热烈的舞台上都可以被催眠；而对于感受性较差的人来说，唯有在适合的环境中才能够进入催眠状态。所以催眠师必须考虑催眠室的布置。

催眠室的选择与布置：催眠的关键在于使被催眠者感到身体的放松，所以房间的选择不宜太大也不宜太小，太大给人一种空旷的感觉而太小则显得局促，这两种感觉都会让被催眠者的身体紧张。催眠室中的布置要简洁而具有一两处亮点，让被催眠者在进门的瞬间就会受到被催眠的暗示，比如一张可调整的躺椅、一个简单的桌子或小几、一个在架子上的水晶球等。要注意的是，房间的布置与装饰不能太复杂，防止被催眠者的注意力被分散。

催眠室的光线：事实表明，略微昏暗的光线有助于被催眠者放松，更容易进入催眠状态，文学作品中关于催眠的描写总是会渲染出昏暗气氛的原因就在于此。催眠实施的过程中一般不用自然光，所以催眠室一般会装有纯深色的窗帘。灯光不宜过强，一般选择能够制造出均匀、柔和光线的小灯。

催眠室的声音：催眠室一般应保持足够的安静，远离一些突发的声音，如汽车的喇叭声、飞机飞过的声音，因为突然的声音会让被催眠者瞬间从催眠状态中醒来。当然，如果条件允许，可以在催眠室装音响设备。在室内形成环绕、立体的声音效果，会让一些听觉敏感的被催眠者快速进入催眠状态。

4.宗教音乐有哪些催眠的特点？

宗教音乐被教徒看得极为神圣，各大宗教的活动都会用音乐渲染某种情感氛围——基督、天主教信徒用受难曲、弥撒曲等音乐类型营造对主的崇敬，佛教则用诵经的方式与佛祖沟通或者是获得内心的宁静。宗教的音乐大体上可以看作两种类型，一种是用特别的语句重复形成的咏唱或诵读，另外一种是用具有韵律特点的语言写成的叙事歌曲，这些歌曲往往是信徒表达喜悦、惊喜、痛苦、内疚、希望等强烈感情的最常用方式，已然形成了一种固定的习惯。

欧洲的教会音乐以一种叫作"圣咏"的音乐形式为主，一直影响着整个欧洲的音乐形式与表现。圣咏是指单声调，没有固定节拍的基督教歌曲，信徒可以根据自己的心情确定节奏，反复颂唱，抒发自己内心的感情。东方宗教以佛教为例，也有类似的诵经仪式，用不同的声调节奏反复颂唱，比如"南无阿弥陀佛"。

反复颂唱这种单节奏的音乐，会使信徒处于浅催眠状态。单调而没有特定意义的声音从人的嘴里发出时，大脑感到空白，意识中的评判减弱，声音不可阻挡地进入人的潜意识。歌曲的节奏、音调将潜意识中储存的信息迅速地调动起来，情绪对音乐有非常强烈的感觉，身体也体验到相应的感觉——这样歌曲与人的情感形成了相互的认同。再经过不断地重复，大脑也会不断地确认这样的认同，长年累月不断地被催眠后，音乐一旦响起，人立即就会进入状态而有所体验；同时，一旦有这种体验时人也会不自觉地想起音乐的节奏，形成类似于条件反射式的反应。

除了"圣咏"之外，人们还将圣经里的内容加以语言上的改编，配以相应的曲调，用清唱的方式结合咏叹、合唱形成歌剧，在教堂或者是一些礼堂内进行表演。许多著名的音乐家都是创作清唱剧的高手，比如乔治·亨德尔的《弥赛亚》《以色列人在埃及》等是清唱剧创作上的高峰，而约瑟夫·海顿的《创世纪》和浪漫时期费利克斯·门德尔松的《以利亚》，则是古典时期清唱剧中的精品。

这些有具体事件、情节的宗教音乐，大都是将宗教故事中的经典形象、情节进行不同风格的描述。作为信徒，人们对这些故事已经非常熟悉，之所以愿意重复地观看、欣赏并且乐此不疲，就是因为音乐的催眠作用。

清唱剧类似歌剧，但没有演员的肢体动作，纯粹用音乐颂唱来表现。人们在观赏的时候眼睛不会被台上的画面引导，但声音进入耳朵的时候，清唱剧中所描述的画面便立即在大脑中清晰地播放，就仿佛是在头脑中放电影一样。更关键的一点在于，人们不仅把清唱剧中的画面清晰地在大脑中表现出来，而且会加入自己当时的情绪感受，从音乐里得到认同或者是某种鼓励，进入催眠状态，在催眠状态里整合身心达到平衡。

视野拓展：藏宗密语究竟是什么？

古老而神秘的藏文化对生命与世界有着独特的诠释。西藏的高僧往往通过修习一定的功法，使自身处于一种自控、自觉的状态，身心与天地合一，达到自由的境界，而他们的身体则会产生不可思议的能量与变化。在他们修行的过程中，大量地应用了藏密功法、密宗咒语等，这些看似简单的音节或者肢体动作却与人的身体有着某种不可思议的关系。许多人觉得这是故弄玄虚的巫术，也曾经有媒体煞有介事地出来破除迷信，事实上这里所谓的"藏宗密语"，不过是一套结合了自然界声音以及动物的活动规律而形成的发音方法，其中包含着许多催眠的要素。

藏宗密语中经常会有一些没有实际意义的"真言"。"真言"是宗教的一种说法，实际上就是对大自然中声音的模仿，比如最常见的三个字"嗡""啊""吽"。这三个字是印度梵文声母的总纲，"嗡"被用来表达宇宙原始生命能量的根本音，"啊"被用来表达宇宙开辟万物生命生发的根本音，"吽"被用来表达万物生命潜藏生发的根本音。在梵文中，这三个字母的发音之所以有这么重要的作用，是因为这三个发音组合与最广博的宇宙联系在一起，意在对无限长时间和无限大光明的呼唤。

藏宗高僧将此三音作为日常的功课来训练，其实是一种自我暗示，让自己达到催眠状态。在这种状态之下，高僧大脑中的画面辽阔而深远，能够使他们的心胸无比开阔，不为琐事烦恼，内心就可以归于平静祥和的状态；同时这三个字的发音气从丹田出，在发音的时候自然会伴有"腹式呼吸"——懂得养生的朋友都知道这种呼吸法对于人的意义，所以颂念的过程也是调节身体的过程。

"藏宗密语"看起来神乎其神，但实际上却有一定的科学道理，只是在科学蒙昧的远古时代，人们只能用想象的方式来应用一些智慧。事实上，我们真正要做的就是将这些民间文化中科学的部分提取出来，应用到新的环境中。

第四章　传媒与影视娱乐中的催眠

只要领悟了催眠的真正含义，我们就会发现，催眠真的无处不在。电影、电视、网络、书籍甚至广告和音乐，都是对我们的一种催眠。它们从声音、色彩、画面、味觉等各个角度不断给大脑以重复刺激，或者通过满足我们猎奇的心理达到催眠的目的。你若是不信，不妨继续看下去，本章将带你全面认识隐藏在我们身边的催眠。

1．你知道自己正在被广告催眠吗？

打开电视，一阵悠扬的音乐便飘了出来，舒缓而略带沙哑的女声轻柔地唱着："We could be together. Everyday together……"画面上，三位年轻俊朗的成功男士坐在冰天雪地的阿拉斯加冰川上，一边谈笑风生，一边享受着垂钓的乐趣，手中不约而同地举着威士忌——这就是苏格兰威士忌芝华士的广告。

舒缓优美的音乐，美丽的画面，无论从哪个角度来说这部广告都是成功的。它宣扬的那种男人之间的休闲聚会以及舒适恬静的生活状态，在唯美动听的歌曲 *Mermaid Song* 的烘托下，给人以深刻印象。甚至有人在看过一两遍广告之后，便可以哼出其中的旋律，记住那幅画面，当然，也记住了芝华士的品牌。相比于其他很多根本记不住名字的广告，为什么芝华士能够做到如此优秀？原因就在于广告当中的某些因素，已经进入了我们的潜意识，换句话说——我们被它催眠了。

那么，到底是什么因素使得我们被广告催眠呢？我们暂时先抛开这个问题，想想除了芝华士之外，还有哪些广告能让你过目不忘。

答案可能多种多样，但无论怎样，不得不承认，抛开广告的艺术性不谈，下面两个品牌已经给人以极其深刻的印象：脑白金和农夫山泉。"今年过节不收礼，收礼只收脑白金"和"农夫山泉有点甜"这两句广告词，几乎已经达到了家喻户晓的程度。尤其是前者，更成为许多网友频频恶搞的对象，从一个侧面也证明了该品牌的"人气"之高。

不过，后两者显然和芝华士的广告不属于同一类型。既然如此，为什么要把这三个广告放在一起评论？原因很简单，这三个品牌的广告，恰好各自满足了一种不同的催眠要素，因此才能够让我们从潜意识里去记住它们。

这三种要素便是芝华士广告的美好表象（画面——视觉刺激）、脑白金广告的单调重复（声音——听觉刺激）、农夫山泉广告的感觉共享（味道——感官刺激）。

◆美好表象

作为一则成功的电视广告，芝华士之所以有良好的催眠效果，是因为其画面在设计中运用了能让观众获得最大视觉刺激的三个技巧——"新""奇""趣"。

"新"在于其摄影风格的创新。芝华士给观众嫁接的观念是成功，但并没有选择一般的宴会厅、舞台、竞技场之类的豪华场所，而选用了极具自然风格的冰川作为大背景。冰川是一般人不常见的画面，它的广阔格局迅速占据观众的视野，所以在面对这样具有新意的画面时，观众的阻抗减小，具有较高的接纳度。

"奇"在于其表现形式打破常规思维。按照一般的生活经历，在冰川上面我们最常做的事情恐怕是裹着厚厚的羽绒服，而这个画面，居然把垂钓这种最适宜在风景胜地进行的活动以及在宴会或酒吧用的威士忌与冰川结合在一起，确实与常规的思维不同。观众在看到的瞬间，因为奇特，大脑会空掉，不去评判，让这样的结合直接进入潜意识。

"趣"在于其表意令人回味无穷。冰川、垂钓、美酒，这三者的结合，恐怕只有已经实现经济自由并且懂得享受生活的成功人士才能拥有。而这正是我们绝大多数人，尤其是男人所渴望的美好画面。当它清晰地展现在眼前时，我们往往会多想几次，而正是这一个重复的过程，使人们更深层次地接纳了这个广告以及芝华士酒。

在我们的脑海中，芝华士已经融合在这种美好表象之中，成了其中一个不可或缺的元素。然而事实上，这是一种偷换概念的行为，因为美酒并不一定非要芝华士。正如前些年流行的一个广告语："呼机、手机、商务通，一个都不能少"，即便当时呼机、手机都有必要随身携带，可商务通自然有没有都行。但是由于我们已经被美好表象催眠，左脑评判功能失灵，所以才默认了画面的全部信息。与芝华士类似的，还有福特轿车、LG 手机等产品的广告，它们都是借助美好生活的表象催眠观众的典范。

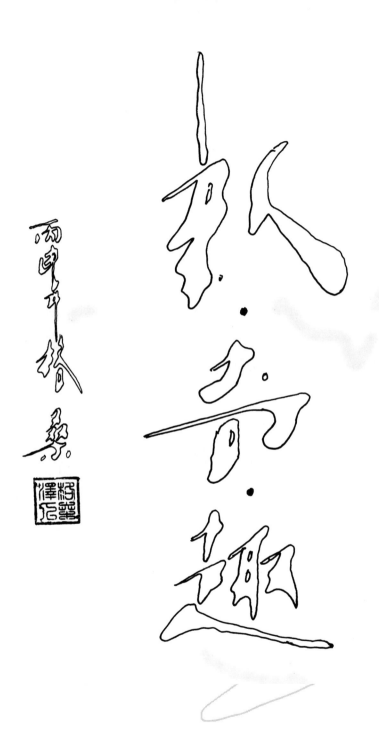

秋音趣

崇尚催眠中有教育性极乃

丙申年梣蒅

第四章　传媒与影视娱乐中的催眠

◆重复

相比于芝华士等品牌，脑白金，以及系列产品黄金搭档的广告可以说毫无艺术成分可言。"庸俗不堪"的情节，简单甚至有些自相矛盾的广告词，都不足以让我们对它的产品产生任何兴趣。然而，即便如此，脑白金却可以称得上全中国知名度很高的品牌之一，这又是为什么？原因就在于重复！大量的重复！反复不间断的重复！

有句谚语叫作："谎言重复一千遍也会成为真理。"就是因为听者已经被大量重复的信息催眠了。如果说一遍、两遍我们的左脑会通过评判机制将其抵挡在外的话，那么一个月、两个月甚至三年、五年每天不断地循环灌输，再强大的评判机制也有被摧垮的一天。于是，地毯式的轰炸起到了效果，"今年过节不收礼，收礼只收脑白金"的广告词无奈地被我们的潜意识所接受，再也挥之不去。

◆感官刺激

所谓感官刺激，就是让我们在观看电视画面的时候，附带产生味觉、触觉等连带感觉的刺激信号。大家都知道"望梅止渴"这个成语，为什么我们看到酸梅，甚至只是听到"酸梅"这两个字，舌根就会分泌出唾液呢？因为它给了我们感官的刺激。农夫山泉的广告词是"农夫山泉有点甜"，此语一出，很多人就会感到舌尖上仿佛真的有一丝甜味掠过一般。在视觉和味觉双重刺激的作用下，这个品牌进入我们的潜意识，我们被它催眠也就不足为奇了。

我们知道，动物有奇妙的条件反射现象。巴甫洛夫做过这样一个实验，他给狗喂食时会摇一下铃铛，反复进行一段时间后，巴甫洛夫在狗面前只摇铃铛不喂食，狗依然会不自觉地流下口水。其实人也有类似的反应，因为大脑与器官间的联系靠的是神经元发出的微电流，当外界刺激信号进入大脑之后，相关的神经元就会被触发，发出电流顺着神经纤维传导到相应的组织器官，引起人机体的反应。每一次同样的刺激都会使大脑皮层的神经元与机体间形成固定的传导通道，并且刺激次数越多，通道的稳定性就越高，人就会产生定势的情绪反应。这是人特有的生理功能，称为神经链效应。

人的一切行为都受到内心各种各样感觉的影响，这些感觉来自过去储存在大脑里的画面。最重要的是，这些画面在进入人的大脑时伴随着什么样的情绪体验，这种情绪体验就直接影响此人下一次在遇到同样事情时所采取的决定。人在快乐的时候，内心的阻抗与评判是最少的，此时发生的事情也最容易被接纳。而这样的"事件"与"快乐"就形成了一个神经链通道，下一次同样的事件发生时，快乐就会被触动，个体做决定就会比在其他情况下迅速。

特别值得说明的是，我们关于恐惧的情绪体验是阻碍我们行动的最大因素。上一章讲过，当遇到未知的事情时，大脑里找不到相关的图片来支持我们的判断与思考，我们就会体验到恐惧的情绪。不仅如此，人在面对变化万千的世界时，经常会有一种对"恐惧"这种感觉的忧虑，即我们所说的不安全感。而这种不安全感，会使我们在行动的时候犹豫不决。此时，唯有详细真切的画面才能消除这种不安全感。

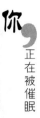

视野拓展：如何利用广告的催眠技巧让自己脱颖而出？

广告在于宣传产品，有时候我们每个人都需要给自己做广告，比如在比赛、面试这些需要我们从众多竞争对手中脱颖而出的场合。如何利用广告的技巧让别人迅速记住你？下面将给出一系列的步骤，应用催眠的方法来达成效果。

★　用出乎他人意料的方式出场

★　判断对方情绪的兴奋点或需求所在

★　把兴奋的情绪与对方需要的东西嫁接在你要给别人的东西上

★　将以上二者直截了当地联系在一起

★　根据需求给对方想要的信息

★　重复同样的链接

例子：

一个学生参加主持人大赛的半决赛，请我支招让评委在三分钟之内记住她。我根据她的情况，应用上面的步骤，拟定了一个出场的方式：

上场之后摆好站姿却先不急于说话，而是拉远目光，先将观众扫视一遍，然后收回目光，与评委老师一一对视，最后再优雅地与评委打招呼："各位老师好，我们又见面了！"这些老师与她之前是没有见过的，于是就会有评委问："这位选手，我们什么时候见过面？"正中下怀的问题，她按照步骤回答："昨天晚上，梦里！"这时，她便开始最为关键的三句话介绍，这三句话是这样的："××，带着21年梦想的××（停顿），××今天把21年奋斗所得的能量展示给大家（停顿），请看××接下来的表现！"

这个开场成了该环节最有吸引力的开场白，这位学生最后也如愿以偿地赢得了比赛。这个过程就是对上面六步的具体应用：开场的冷场引起了评委与观众的紧张；接着与评委对视，让评委感到意外，忍不住去注意该选手的形象——这正是她的优点；接下来，一句"我们又见面了"再次引起评委老师的好奇，而回答则给这些善于用画面思考的评委带来了想象，他们对选手的感觉就会更为贴近，自然非常想要知道选手的名字；而最后三句介绍，重复了四次名字，又将一个为梦想努力的女孩的形象完全展示出来，这样一来评委怎么会不记得这位选手呢？

2．偶像，最耀眼的催眠师

在我们身边众多的催眠效应当中，有一股不可忽视的力量——明星与偶像。

人们羡慕明星的光鲜生活，羡慕他们为世人瞩目，于是不由自主地将其视作偶像并加以崇拜。然而明星最强大的催眠力量，不仅仅是让粉丝崇拜自己，而是他们无与伦比的号召力。比如本章第一节说到的广告中，除了所述三种类型之外，请明星代言的也不少。例如，欧莱雅在国内的代言就聘请了李嘉欣、巩俐、章子怡等人，还有张曼玉、章子怡代言了铂金首饰，音乐才子周杰伦代言了摩托罗拉、美特斯邦威、动感地带、百事可乐……为什么商家会花重金聘请这些明星作为代言人？他们要的就是明星的号召力，换句话说

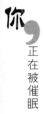

就是他们的催眠效应。

　　或许有人会感到疑惑，为什么有些人不是明星的粉丝，或者至少不是忠实拥护者，可在选择相同类型的产品时，还是会购买有明星代言的品牌？难道明星对于非粉丝也有催眠作用么？

　　答案是肯定的。

　　明星最大的催眠法宝虽然是他们身上笼罩的光环，但除此之外，作为明星，他们对外界更有着一种隐含的权威性："我是名人，我会为我说的话负责，所以我的话很权威。同样，我代言的品牌自然是没有问题的。"于是，在这种权威性的催眠下，即便不是明星的拥护者，也会认同大明星代言大品牌的理论。

　　除了广告，权威的催眠能力在很多别的场合也都得到了体现。以股市来说，沃伦·巴菲特、乔治·索罗斯、彼得·林奇这些投资大师就是权威。因为他们的投资成绩斐然，为人们所向往和效仿，于是他们所说的话便成为权威，成为股民恪守的准则。于是，如果他们预测某支股票能够上涨，那么蜂拥而至的股民就会如他们所愿，把这只股票价格抬到极致。

　　此外，股市的火爆也引发了基金的销售热潮。而许多基民在选择基金的时候，不是看公司业绩、投资理念和团队能力，而是看基金经理。在他们眼中，某些基金经理就是明星，就是权威。于是，在光环和权威因素的影响之下，他们义无反顾地投身于该经理旗下的基金之中。

　　除了股票市场之外，学术界、政治界都存在这种权威效应。人们对权威的崇拜和权威情结的迷恋，让他们对所谓的权威信服、听从。名人的成功带着人们所羡慕的光环：名人所走过的路，是很多人想走但没有成功的；名人拥有的感悟，是很多人感觉到但没有他们深刻的；名人所说的话，是人们一直想总结但没有他们总结得那么经典的。因此，名人在人们心目中已经成为一个羡慕、崇拜、想要模仿和接纳的榜样。名人的行为、语言甚至外在的装饰、声音、眼神都会被人们潜意识接纳，达到催眠效果。

　　榜样的催眠力量在人类文明发展的过程中起到了相当重要的作用。我们所谓的榜样，往往在某个领域达到了一定的造诣或者拥有人类本质中值得推崇的东西。他们的催眠效果，使得后人不断传承他们所带来的美好的东西并且在传承的过程中挖掘更深的层次，扩充新的内容，纠正现有的缺陷，加上时间的沉积，使得我们的认识水平不断提高。正如牛顿所说："如果说我有什么伟大之处，就是站在了巨人的肩膀上。"

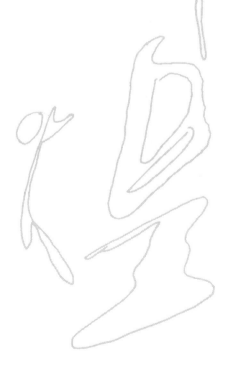

第四章　传媒与影视娱乐中的催眠

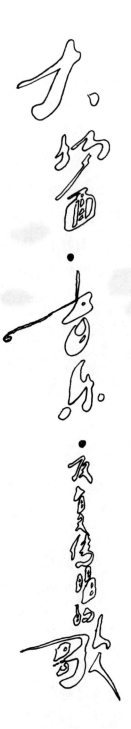

大场面·音乐·反复传唱的歌

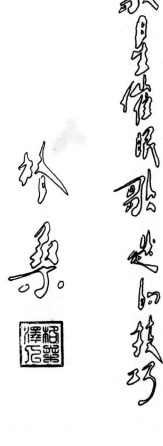

歌星催眠歌迷的技巧

抒琴

视野拓展：如何应用权威的力量自我催眠？

现在，很多人也发现了权威催眠的特点，于是他们开始担忧，开始振臂高呼放弃权威，躲开他们的左右。其实这不可能，也完全没有必要。因为我们也可以利用权威的力量，积极地催眠自我，让这种能量帮我们提升生活动能，实现成功目标。下面介绍一种方法，帮助还没有找到目标或者正在为前途困惑的朋友发现自己的兴趣所在。

★　在自己感兴趣的领域里选择一个成功人士，去了解他的成就、读他的传记

★　用三个词来描述他的成就

★　再写三个描述自己未来成功的词语，并重复为自己读21遍

★　找到其中最有感觉的一个词，不断重复

例子：

有一个学生在考研究生的时候打算换专业，但在专业选择方面非常疑惑与犹豫，不知是选择营销专业还是投资专业。他花了大量的精力来思考这个问题，结果浪费了许多时间。经过咨询，他回去把营销行业与投资行业里成功人士所写的著作看了一遍，最后读到乔治·索罗斯的传记时，感到热血沸腾，用"睿智、财富、自由"三个词来对其进行归纳，于是确定了从事投资行业。

接下来他一边复习，一边继续研究乔治·索罗斯的投资理念与

方式，慢慢地发现考研所学的东西与索罗斯的理念相距甚远。于是，他再次思考之前他写在纸上的"睿智、财富、自由"三个词。他反复地念着"自由"这个词，感觉他真正想要的是能够发展出自己的投资理论，并且自由地进行世界范围内的金融交易。

确认这点后，他立即改变主意，放弃考研，直接找到当地最好的一家证券公司，跟着国内最有名的操盘手进行最初的投资实践。短短几年后，他已经身价过百万。

3．电影，最直接的催眠体验

喜欢去影院看电影的人如果留心一下，就可以发现这样一种有趣的现象：灯光暗下去、影片开始之后，我们的注意力很快就会专注于电影之中，甚至将自己代入电影场景中。电影内容轻松时，我们的心情也会随之快乐、放松；电影内容恐怖时，我们的情绪也会极度紧张，突然出现的恐怖画面可能会引得整个厅里惊呼一片；电影演到缠绵悱恻、凄婉动人的场面时，我们也会忍不住随之落泪。

《泰坦尼克号》《哈利·波特》《蜘蛛侠》《变形金刚》……这些影片取得了辉煌的票房成绩，令无数观众为之如痴如狂。为什么电影会如此吸引我们？答案或许你已经猜到了。没错！我们就是被催眠了。我们会为了一群人拍摄出来的虚假故事、一些二维的动态画面去哭，去笑，去惊叹、担心、快乐甚至恐惧，这不是催眠是什么？

能够催眠我们的电影有很多种：场面宏大的、缠绵悱恻的、气氛诡异的、科技魔幻的……电影正是借助这些生活中无法获得的经历、无法见到的场景来吸引我们的注意，让我们不由自主地被催眠。

以《蜘蛛侠3》和《加勒比海盗3》为例，这两部电影在国内首映日都轻松超过了一千五百万的票房纪录，后者甚至在公映几天之内全球票房便已经超过四亿美元。为什么它们能够吸引观众，创造出如此好的成绩？究其原因，正是由于其宏大的场景和曲折的故事。

在这两部影片当中，电脑特技运用之多令人目不暇接，宏大的场景和惊险刺激的剧情扣人心弦。面对日常生活中根本不可能出现的奇幻情景，我们的眼球被紧紧地吸引住了。之后，随着剧情的推进，影片的这些因素逐渐使我们全身心进入荧幕上的世界中，与主角一起在林立的高楼间穿梭、在广袤无垠的大海中航行，角色的一举一动仿佛都与我们这些观众休戚相关。我们的心随着他们行走、战斗。在强有力的视觉冲击之下，任何的评判怀疑都失去了作用，我们的意识只剩下从荧幕上感受到的一切——音乐、画面、特技这些因素深深地把我们给催眠了。

不过，如果你以为电影对我们的催眠仅仅局限于观看影片的时候，那就错了。知道为什么许多电影未映先热么？当然是由于它们出色的宣传策略。而电影的前期宣传，其实也是一种对观众的催眠。

比如国产大片《满城尽带黄金甲》，就是一个很好的典范。这部片子从开拍到放映，话题、新闻不断，对观众的资讯重复已经形成了催眠效应。在选择演员上，制作方也是煞费苦心，除了选择了周润发、巩俐这两位国际巨星之外，为了兼顾年轻人的喜好，更不惜对剧本做翻天覆地的改动，增加了专为周杰伦量身打造的"杰王子"这一形象。周杰伦的加盟，让整部片子的观众一下子从中年扩

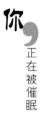

展到了年轻一族。这种销售策略，如果从心理学的角度去解释，正是借助了名人力量的催眠。

视野拓展：大脑中的"自我对话"是怎么回事？

在心理学界，科学家做过这样一个测试：让被测者回答自己是谁，被测者在开始的二十多次回答中会给出各种各样的答案，如"我是公司老板""我是父亲"等。如果一直问下去就会出现一个有意思的现象：被测者没有办法回答，最终都会给出一个相同的答案："我就是我！"为什么会出现这种情况呢？前面的二十多个答案，是被测者根据外部环境储存在大脑里的信息整合而来，用意识思考后得出的；而最后他无法再回答的时候，意识停止思考，潜意识里的念头就会跳出来——这时科学家才发现，原来在潜意识里一直是两个"我"在进行这样的对话。为了更好地说明这个问题，他们决定把两个"我"分别称作"自"和"我"进行区别（见附三）。

"自"和"我"其实是一种形象的说法，它实际是指大脑中评判外部事件的两个部分，"自"是用来和自己对话的，而"我"是用来交流的。我们经常可以听到"我和你聊聊"而听不到"自和你聊聊"这样的话，人的一切认知都来自这两部分的相互作用。当"自"与"我"对某件事的看法达成共识时，我们就会做出相应的判断或决定；当"自"与"我"产生相互抵触的认知而无法统一时，我们就会犹豫不决地处在思考状态；当"自"与"我"处在积极地冥想状态，人就处在"自觉"状态。比如本节中我们讲到的看电影，"自"和"我"就会进行下面的对话：

自："这部电影还不错，值得一看。"

我："有什么好看的，下面还不是会有×××的情节！"

这时我们就会有一个短暂的思考，此时如果"我"所提到的情节上演，"自"就会认同"我"的观点："噢，就是，这电影果然没意思！"而我们就会给出"这部电影没意思"的评判，然后会采取一系列的行为，比如马上回家、告诉朋友等。

而那些吸引我们的大片，往往情节曲折、惊险、出乎意料，此时"自"与"我"都无法评判接下来会接收到什么样的图画、信息，于是"自"与"我"陷入迷茫，我们的评判就会消失，电影后续的画面也就被我们完全接纳——所说的电影催眠正在于此。

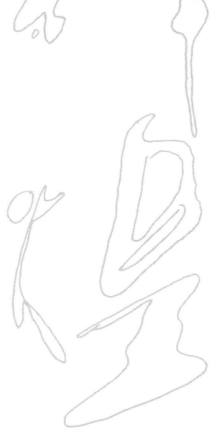

第四章　传媒与影视娱乐中的催眠

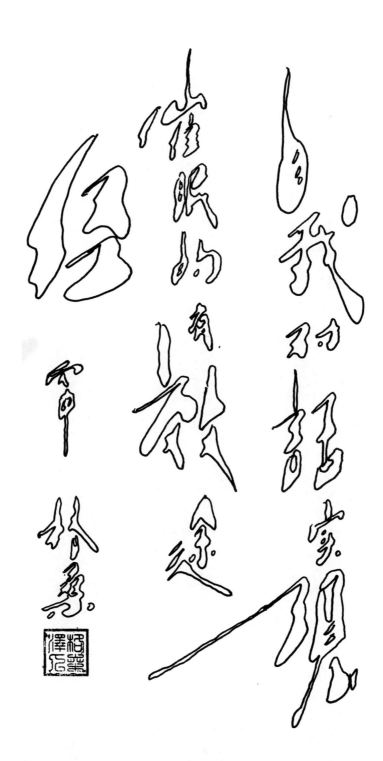

4."日韩流"，第几次催眠你？

说到电视剧，就不能不提到日流、韩流在中国的火热。从早期风靡大陆的日本连续剧《排球女将》《东京爱情故事》《第101次求婚》到近些年流行起来的韩剧《蓝色生死恋》《浪漫满屋》《大长今》《宫》，日、韩剧总是能在中国荧屏上刮起一阵收视旋风。

跟电影一样，电视剧也能让我们进入一种随着剧情转变心情的催眠境界。尽管明明知道是假的，可还是不由自主地跟着主角的悲喜而悲喜。

至于日、韩剧的催眠要素，和电影差不多，无非就是异国风情、场面、生活向往等。如《大长今》自开播以来，便以其曲折回环的剧情、充满异国风情的女子以及颇具特色的民族服饰这些独到的魅力催眠了无数中国观众，让他们每天晚上都不由自主地准时守候在电视机旁。然而，《大长今》最为吸引观众的地方，并不仅仅只有上面这些新奇的内容，观众之所以为大长今所迷，更重要的是她那锲而不舍的信念。

在生活中，我们经常给自己制定目标。然而一旦目标实现不了，就会放弃这个目标转而寻求其他目标。这显然是种消极的做法。但电视剧中的长今不同，她始终坚持着自己的信念，遇到困难之后，想到的不是改变目标，而是变化方法接着去尝试。这是很多人所做不到的地方。因此，在看电视的时候，我们也会对这种积极的精神产生感动和向往。这当然也是一种催眠。而且，由于电视剧剧集较多，往往能比仅有一两个小时的电影起到更强的持续催眠效果。

　　除剧情本身的魅力之外，《大长今》的催眠效果还蔓延到电视之外，引爆一个行业的繁荣——韩国料理。据不完全统计，《大长今》播放期间，全国新开韩国料理馆多达上万家。而不畏侵权，直接以"大长今"为招牌的店铺也不计其数。有些人因为看过《大长今》而爱上了韩国料理，更有不少人掏钱买书自己学习各种韩式菜肴的做法。其催眠效果不能不说是惊人的。

　　如果说近两年国内播放的韩剧风头已经压过了日剧，那么有一样东西，是韩流怎样也无法取胜的——那便是动漫。相比于日本动漫对于我们整个社会的催眠能力，电视剧也只算得上是冰山一角而已。

　　日本动漫的发展，从 1917 年刚刚诞生到现在已经一百个年头了。从我们最早接触的《铁臂阿童木》《银河铁道 999》，再到后来的《圣斗士星矢》《七龙珠》《超时空要塞》以及耳熟能详的《哆啦 A 梦》《乱马 1/2》《蜡笔小新》……日本动漫在中国的发展可谓影响了整整三代人——70 后、80 后以及 90 后。

　　在 70 后、80 后当中，有许多人因为日本动漫在大学选修了日语，更有的人为了深刻地接触和普及动漫产业而出国留学。如今的 90 后也是如此，他们对日本动漫的热爱，丝毫不亚于自己的前辈。有一位年仅 9 岁的小姑娘，在被问到自己理想的时候，毫不犹豫地告诉对方，自己的理想是成为外交家。对方很奇怪，一个小学生怎么会有这么远大的志向，于是便问她原因。"原因很简单，"她笑着说，"成为外交家就可以努力搞好中日关系，这样就可以看到更多的漫画了！"

　　或许你可以把这当作一句玩笑，或者是孩子的单纯想法，但恰恰正是这种单纯想法，反映出漫画的催眠作用是多么巨大。其实，日本动漫的催眠因素和电影、电视剧一样，不同之处在于漫画由于是纸质媒介，传播性远远广于动画和电视电影。这才真正导致了日本动漫的强大催眠效应。

视野拓展：该怎样看待人的缺陷？

人在诞生的那一刻起，就注定是有缺陷的——男人缺少女人的生理结构，而女人亦缺少男人的生理结构。当初生的婴儿慢慢成长到一两岁时，首先要完成一个性别的自我确认过程，靠外部不断重复地称呼他/她是男孩或女孩以接纳这个角色，从主意识到潜意识，再从潜意识到主意识认同和接纳自己的缺陷，并成为快乐的男人或女人。那些不能接纳的人，长大后往往就会出现性倾向方面的心理问题——这就是我的"缺陷理论"。

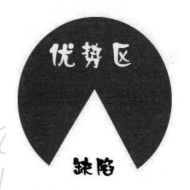

每个人都追求完美，所以在人生的路上，我们往往会去关注那些我们没有的品质、能力、经历等。很多时候我们会去做一些事情来弥补这种缺憾，满足内心深处完美的渴望。但在行动的过程中，自我认知与外部客观环境总有一定的差距，我们就会受挫，渐渐地就会积累很多的负面情绪，这些负面情绪将在大脑里创建神经网络。平时，这些网络的通道处于休眠状态，不会影响我们，但当我们遇到各类带有哀伤情绪的文字、歌曲、电影等，网络就会立即被接通，这些外部的信息会直接进入潜意识，不断强化这个神经链，

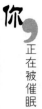

使我们更深地陷入哀伤的情绪而不能自拔。

　　生命是一个不断完善与提升的过程，但有时，人们往往太执着于弥补自己的缺点，忘记真正的自我，在外界变化中不断失落而陷入痛苦。人总有一些缺陷是难以改变的，从另外一个角度来看，这些缺陷恰好也是让我们独一无二的特质，甚至在某些情况下，缺陷还让我们具有与众不同的魅力。

　　可以这么说，缺陷是财富，缺陷让我们与众不同，让我们独一无二。当我们看到缺陷的时候，说明我们在智慧里，所以要看到自己的智慧，就必须站在缺陷里。要站在缺陷里，就只有先走进缺陷、接纳缺陷、享受缺陷，只有这样，才能真正看到和享受到自己的智慧。

第五章　网络中的催眠

　　网络世界是人们在现代信息技术基础上，糅合自然世界、物质世界与精神世界建立的一个更广阔的空间。这个世界虽然虚幻，却大大地拓展与延伸了我们的感知。首先，我们必须要承认，它为我们提供了丰富、方便而快捷的信息通道，在日常生活中有非常重要的作用；同时，网络世界中现实与虚幻界限的模糊，释放了人们在真实世界中受到诸多压抑与约束的本性，于是人们对本来的生活与存在方式有了新的体验。这样的体验，更多时候直接来自人的潜意识，其中所包含的催眠要素，可以说是网络世界本身具备的，也可以看作虚拟世界里人们的自我催眠。

　　中国的网络在短短 10 年中获得了难以想象的巨大发展，网络游戏、即时聊天系统、留言板、虚拟社区、博客等一系列依附于网络的产物逐渐渗透到我们的生活中，成为我们日常生活的一部分。本章将从这几个重要部分入手，分析其中的催眠要素，发掘对我们人生最有影响的内容。

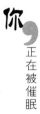

1. 网络游戏背后有怎样的催眠术?

从 20 世纪末在国内初见端倪，到如今数亿网民支持起来的庞大虚拟帝国，中国的网络在短短 10 年中获得了惊人的发展。随着网络技术的快速更新和普遍应用，网络游戏、即时聊天系统、留言板、虚拟社区、博客等一系列依附于网络的产物也逐渐渗透到了我们的生活中，变成了我们日常生活的一部分，并成为电影、广告之外催眠我们的又一大要素。

在上述这些事物当中，催眠效果最强大的，莫过于网络游戏。要了解网络游戏的催眠能力，只需要看看它在国内的发展历史就可以了。

2000 年，是绝大多数 IT 人不愿回首的一年。正是在这一年，被人们誉为"新经济"载体的网络还没来得及多享受几年光环笼罩的日子，就迅速滑入了低谷。极盛一时的网站、公司纷纷倒闭，给这个新兴行业蒙上了一层挥之不去的阴影。

然而，在这网络的寒冬之中，却有一株翠绿的树苗从厚厚的雪堆下顽强地钻了出来，给冰雪覆盖的网络带来了一丝春意，这便是联众——一个以棋牌类游戏为主的网络游戏平台。在网络行业极不景气的 21 世纪初期，它竟然创造了 2000 万用户注册、17 万人同时在线的奇迹。联众的成功，让网络游戏的魅力开始初步显露。从这一年开始，各类网游正式登陆中国。

2003 年，盛大公司的网络游戏《传奇》正式运营，这表示中国网游进入了一个新的时代——《传奇》在鼎盛时期曾经有 30 万人同时在线。从那时起，国产网游和国外网游开始迅速崛起，《剑侠情缘 OL》《魔兽世界》《天堂》《神迹》《英雄联盟》《穿越火线》《地下城与勇士》《少年三国志》《太极熊猫》《COK 列王的纷争》《全民超神》《西游记之大圣归来》……大有"你方唱罢我登场，你抢钱来我圈地"的意味。根据官方数据显示，《英雄联盟》2014 年 1 月，LOL 全球最高同时在线已突破 750 万，全球日活跃高达 2700 万，全球月活跃已达 6700 万，注册用户亿计。

为何网络游戏有这样火爆的市场呢？它是怎样吸引无数玩家眼球的呢？

网络游戏究其根本就是"程序高手＋美工高手＋心理专家"三者联手制作的一系列程序。这三者的组合完美地创造了催眠玩家所需的各种刺激与条件。

首先，心理专家对人们的心理进行分析，以人们在潜意识中对力量与成就的渴望作为切入点，设置个人与团队一起活动的背景，如武侠、神幻、赛车、运动等最能给人以直接感受的场景作为游戏的大环境；利用人们对惊险刺激的渴望，为游戏中的英雄设置探索、冒险、任务等一系列挑战；投合人们对新奇事物的好奇心，引入诸多在现实生活中不常见、不可见但具有无比威力的内容，如绝技、魔法、宝物等；在游戏当中不断给玩家成功的体验与成就的诱惑使之欲罢不忍，如升级、积分等奖励机制。于是，诸多玩家在游戏中逐步被心理专家的设置催眠，大脑失去评判的功能，跟随预设的诱导不断深入游戏，难以自拔。

其次，美工高手用或逼真、或绚丽、或冲击感强烈的画面与扣人心弦的音乐给玩家以视觉、听觉的巨大刺激。前文中我们已经知道潜意识对音乐画面几乎是不加评判地直接接收，这样就使玩家更没有抵抗地接收心理专家安排的诱导，被催眠也就更容易。

第五章　网络中的催眠

最后，程序高手整合心理专家与美工高手提供的设计，利用电脑编码把原本只能想象的东西实体化，让玩家用小小的键盘、鼠标操纵影响整个宏大的场面，与数千人乃至数万人同时进行游戏。个人肢体运动的兴奋感配合团队奋战的激烈与刺激，全方位调动和激发了玩家的快感，使之全然沉浸在愉悦的催眠状态之中。

另外，非常重要的一点是，许多令人痴迷的经典游戏，其开发者本身就处于一种催眠状态中，用自己身体和大脑最敏锐的感觉捕捉每一分刺激，把它们融入软件中，以进一步提高催眠感受性的范围。比如，世界著名游戏开发公司暴雪，其每一位开发人员都是游戏顶尖高手，美工至少都是博士学历。他们最引以为豪的是："在暴雪，游戏不仅仅是工作，更是一种生活方式！"公司的一位创始人说："我很多精彩的想法都是在洗澡时想出来的。"我们知道，洗澡是人最放松的时候，也是与潜意识沟通的最佳状态，身体会把许多微妙的感觉告诉自己——这就是暴雪成为世界上最好的网游开发商的催眠秘诀所在吧。

网络游戏背后的催眠效应使青少年面临严重的网游成瘾问题。由于催眠会使人的意识范围缩小，长期参与游戏的小孩，意识往往长时间被禁锢在游戏所设置的狭小空间内，走出游戏面对真实世界时，就会处于一种精神恍惚的状态，很难接受在真实世界和生活中需要面对的困难与挑战。于是，这些小孩往往荒废学业，颓靡不振，甚至因为网络的物质开销而走上犯罪的道路。所以，在打算开始玩网络游戏的时候，一定要想想：我能够抵挡和化解这样的催眠作用吗？

视野拓展：网游成瘾仍需催眠医治

在现代家庭教育中，青少年网络游戏成瘾是个严重的问题。根据《2015年度中国游戏产业报告》调查显示，中国游戏用户数量达到5.34亿人，市场实际收入达1407.0亿元人民币，同比增长率为22.9%。在这一串飞速增长的数字中，移动游戏推动游戏普及，不同年龄、不同职业、不同性别均有覆盖，其中每五个网游迷中有三个是青少年，并且这样的比例还在不断上升。

据一家网吧老板反映：每逢"五一""十一"长假，网吧里六七成都是学生。他们通常一连六七天守在电脑屏幕前寸步不离、废寝忘食，第五六天的时候有些人手还在动，人已经歪在椅子里睡着了。这些迷恋网游的学生在面对虚拟帝国时，激情四射，好像自己是指挥千军万马的将军；离开电脑屏幕时，眼神迷离好像走了趟二万五千里征途。当问及他们的感受时，百分之八九十的人都会说："太辛苦了！会成瘾的，可是就是不由自主。"也就是说，他们是在清楚地了解网游带来的痛苦的情况下，依然控制不了自己。不仅是他们，甚至在一次专门针对网瘾者的心理疏导活动中，一位心理疏导员为了了解网络游戏的吸引力亲自开始了网游生涯，结果自己陷入其中无法自拔。

治疗网瘾的方法有很多种，利用催眠将成瘾的青少年从网络游戏的催眠中解放出来，是一种相当有效的办法。催眠戒断网瘾主要是通过集体催眠，首先强迫他们停止游戏，然后与他们的潜意识进行沟通，将他们的思维从狭小的空间解放出来，同时唤醒他们更多的神经网络，比如学习的、运动的、唱歌的等。当他们重新开始做

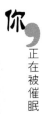

这些事情的时候，原来网游的习惯就会被取代，并创设这些新的内容给他们带来新的成就感与满足感，瘾自然也就断了。

催眠戒断网瘾是我研究的一个重要课题，目前已经成功治愈七十多例，取得了相当好的成效，亦得到了同行的认可。

2．你如何被 QQ 上的他催眠？

除了游戏，网络还有一个更具催眠效果的工具，单是比较用户数量，网络游戏简直就是微不足道了——这便是即时通信工具。

1999 年 2 月诞生的腾讯 QQ 到 2016 年，注册用户已经超过了 6 亿人，而活跃用户也超过了 2.39 亿人。换句话说，在全国的城镇人口当中，每两到三个人中就至少有一个人经常用 QQ 聊天。

QQ 的聊天模式一般是聊天双方利用腾讯软件，在互联网上主要通过文字你一句我一句地进行不见面的对话（当然，QQ 上也可以视频或者语音聊天，但相对来说还是要少些）。这样的聊天方式非常便捷，可以使人与人之间的交流无视空间的限制，具有非凡的吸引力。那么，除此之外，还有什么原因或者是说还有什么催眠的要素包含在其中呢？

网上有一个帖子总结了 QQ 聊天的若干好处，现摘录如下：

一、随心所欲。网聊不拘泥于形式内容，不必有太多的客套和虚伪，如果聊得来，可以东山狼西山虎，云遮雾罩，畅所欲言。可以满嘴跑火车，可以吹牛脸不红，泼皮无赖可以说成谦谦君子，丑女恐龙可以说成貌若天仙，反正也没人把你当回事儿。

二、避免麻烦。网聊可以打情骂俏讲荤笑话，也可以提些非分要求露出你居心不良的丑恶嘴脸。倘若对方不同意，关机即可，不必为此大动干戈，因为谁也不认识谁，也就避免了不必要的麻烦。如果你在大街或单位调戏一女性，即使过些时日，人家见了面也认得出你，会大骂一声：这小子真不是好东西！

三、扬长避短。面对 MM 可以巧舌如簧妙语连珠，可以故作高深悲天悯人，可以让 MM 对你佩服得五体投地而茶饭不思耿耿不渝——网聊嘛，对方看不到你惨不忍睹的尊容与满口沾着菜叶的黄牙，听不到你含糊不清的话语，也闻不见你嘴里刺鼻的蒜味儿。

四、言情无过。网聊谈政治、谈经济、谈国际形势、谈人生理想往往无人理喻，可以让人口若悬河夸夸其谈的，无非是风花雪月儿女情长之类。待聊至"问世间情为何物，直教人生死相许"时，双方不免唏嘘嗟叹，缠绵悱恻，怎奈天各一方，不至于闹出什么绯闻。倘若红男绿女面对面谈情论爱，情不自禁时往往会忘乎所以，乃至生出些婚外情之类的麻烦事来。

这个帖子虽然有些戏说的味道，但却道出了 QQ 催眠的要素所在：

一方面，QQ 聊天能够释放现实身份所受到的压力，潜意识会记住这种轻松的感觉，总会在任何一个可能的时候指挥我们的躯体趋向这种快乐。我们在社会中的每一个行为，总对应着相关的思维模式，而在不同的思维模式之下实现的就是自己不同的角色，我们需要不断对这些角色进行确认。但是在生活中，由于客观环境的限制与要求，我们必须遵循某一特定角色的思维模式以及行为模式，而这些模式很可能并不是我们内心真正认同的，于是压力就随之而来。但是在 QQ 上，由于人与人之间不用面对面交流，我们可以随心所欲地说话，做现实身份不能做的事。在这种释放自己内心的状态之下，现实身份所承载的压力就会减轻，所以我们经常看到在公

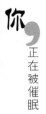

司里，一些小职员一边紧张有序地处理手中的工作，一边在电脑上开着 QQ 潜水（指 QQ 上显示的隐身状态）聊天。

另一方面，QQ 聊天可以放大我们对潜意识角色的认同。在虚拟的网络空间里，我们不受现实的限制与约束，可以畅所欲言地表达现实角色的诸多真实感觉，可以任意选择认同我们感受的聊天对象。有时候，我们内心涌动着一种念头，或许那只是个模糊的感觉，当我们毫无顾忌地分享给别人的时候，大脑中的画面就渐渐清晰，此时认同将进一步强化这种感觉。如果这个念头是积极的，这样的聊天将给我们正面的力量；而如果强化的是负面的信息，也将带给我们消极的影响。在接收哀伤信息的过程中，我们会嫁接部分感情给对方，有时就会因此发生恋情，有时则会被不法分子利用。

微信是腾讯公司于 2011 年 1 月 21 日推出的即时通信工具。据腾讯公司公布的 2016 年第二季度及中期业绩报告显示，微信和 WeChat 合并月活跃用户数量达 8.06 亿，同比增长 34％。微信企业号已达 2000 万。

截至 2015 年第一季度，微信已经覆盖中国 90％以上的智能手机用户，月活跃用户达到 5.49 亿，用户覆盖 200 多个国家、超过 20 种语言，微信支付用户则达到了 4 亿左右。网上有一个帖子总结了微信的若干好处，现摘录如下：

1. 信息发布便捷。
2. 病毒式传播，传播速度快，影响面广。
3. 互动性强，即时沟通。
4. 成本极其低廉。
5. 能使企业形象拟人化。
6. 其比 QQ 先实现手机语音聊天，可以很好地和他/她尽情聊天。

7. 其聊天记录保存的时间不长，这可以防止他人将你的个人信息泄漏。

8. 其是一种更快速的短邮，具有零资费、跨平台沟通、显示实时输入状态等功能，与传统的短信沟通方式相比，更灵活、智能，且节省资费。

9. 微信较早介入传图、截图、拍照发送等功能，客户的熟悉度最高。

视野拓展：数一数，生活中你有多少种角色？

走过不谙世事的青春岁月，当我们成为一个社会人的时候，都要面对处理自己角色的问题。不同的场合，我们扮演的角色不同；同一场合面对不同的人，我们的角色也不相同。在不同的角色里我们的责任不同，所说的话和所做的事情也有所区别。有的人生活得太匆忙，来不及在不同的时间场合及时转换角色，于是产生了许多矛盾与冲突；有的人心思细密，在不同的时间场合迅速转换角色，但换来换去却不知道哪一个是真正的自己，于是生活就增添了许多烦恼。

很多人都会在某些时候发出这样的感慨："我多么希望能够真实地做自己！"其实，所谓"真实"并不是单一，而是个人非常了解自己的每一个人生角色，从心底快乐地接纳每一个角色，在合适的场合扮演合适的角色，让身边的人感到快乐的同时也能够让自己获得满足。做真实的自己，就要从了解自己的角色开始，明确自己在人生中必须扮演哪些角色，每一个角色该怎样扮演。做做下面的填空练习，也许可以帮助我们了解自己的角色。

填空练习：在_____，我是_____。

我需要_____，我能够为_____做_____。

我不能_____，因为_____。

填空举例：在妻子面前，我是丈夫。

我需要被她爱、支持，我能够为她付出一切她想要的东西。

我不能给她负面的语言，因为我希望我们都很快乐与成功。

这个练习的二、三句，我们可以根据自己的情况增加，你写得越多，越可以帮助你认同自己的角色。

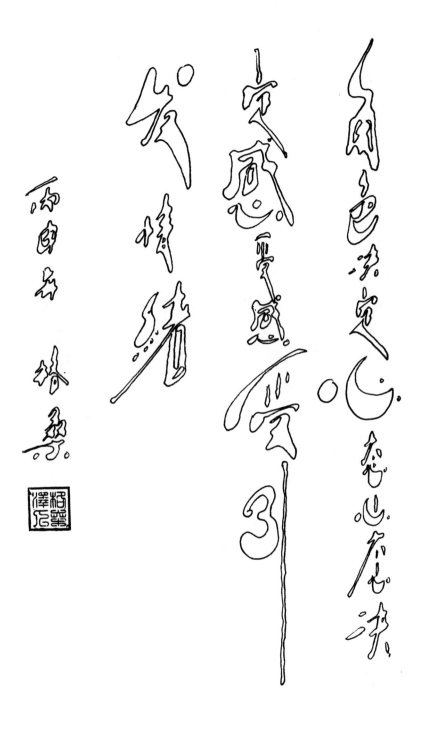

第五章 网络中的催眠

89

3．博客也能催眠吗？

博客的英文全称应该是"Weblog"，就是网络日志的意思。换句话说，就是把自己的日记、心情故事写在网上，或者是链接一些有价值的资料，供游客、博友翻阅与交流。相比于网游和即时聊天工具，博客属于后起之秀。

在短短几年的发展后，当今的中国单是为博客提供平台的网站就已经超过了 3400 万个。新浪、网易、腾讯等具有一定规模的网站几乎每一个都有庞大的博客用户。最初，写博客的大都是普通人，他们在网上发表感言，以成篇的文字与别人交流。后来，越来越多名人加入了写博客的行列。点开各大网站的新闻首页，每天都会发现有名人在这里新开博客，闾丘露薇、吴小莉、余华、余秋雨、韩乔生、张海迪、冯骥才、刘震云、徐静蕾、郭敬明、张靓颖……他们的加入使博客成为当下的一种时尚。据不完全统计，目前注册博客的人数已经超过 1 亿人。能够吸引如此众多的人去做一件事情，博客必定有其魅力所在。

首先，博客是个人在网上的一个空间，人们可以随意地记下最近发生的事情，写下自己心中的想法，而不拘泥于任何一种形式。对于博主（写博客的人）来说，这种半公开化的状态是一种非常安全舒服的方式。把自己内心的想法发布在网上给陌生的人展示，一方面满足了心中与别人分享的渴望，另一方面又避免了自身隐私被公开的麻烦。

其次，在一个半公开化的地方让不同的陌生人来评判自己的经历，是一种新奇的方式。这样既可以获得一种认同感，又能在别人的思维当中寻找新的内容，使自己有所提升。一位博友在分享自己写博客的经历时说："我愿意把每一天发生的事写到博客上去，看到那么多人来点击或者跟帖评论，觉得特有成就感，在现实生活中别人哪会对你的事这么关注啊！更何况评论还往往能帮我很大的忙，比如在不开心的事情后边就会有很多网友提出各种建议，看了很受启发。"

最后，博客让我们看到了别人的生活方式与思维模式。我们在不同的博客上浏览，总是能遇见与发生在自己身上相似的事情，或许别人的看法与自己相同，或许别人正在用一种新的思维方式解决问题。在游览的过程中，我们可以从别人的经历中获得一种肯定。这种肯定并非来自面对面的直接的交流，而是一种不约而同，这样就更增加了认同感。就像博友在徐静蕾的博客里写的那样："看到老徐的博客，才知道原来名人也有像我们一样大大咧咧，甚至是带点懒惰，就像邻居大姐姐一样。对于生活，名人与普通人也没有太大的差别……"

其实无论是即时聊天工具还是博客，受人们欢迎的原因与其说是这些工具本身或是使用这些工具的人在给我们催眠，不如说是我们潜意识中一个更加全面的自我在唤醒我们对自己的一种认同与肯定。

视野拓展：什么是自我肯定？

我们生活在社会当中，固然需要把自己的某一个面展示给别人以得到认同与评判，但静下心来仔细想一想，为什么我们不能更多地借助别人的力量达到自我肯定并且获得相应的能量呢？

在大多数情况下，自我肯定其实就是自己给自己积极的暗示，使自己的内心达到一种愉悦祥和的状态。遇到让我们觉得有压力、不快乐的事情时，我们心里会存在两个"我"——"现实中不快乐的我"与"潜意识里希望快乐的我"。这时候，积极自我对话的技巧可以让我们与潜意识的渴望直接沟通，使我们摆脱困扰。具体如下：

★　转移视线，把看点集中在事情好的一面，使"我"的负面看法认同"自"的正面看法。

★　当不能在当下找到事情有利的一面时，把眼光投向未来，给自己未来美好或成功的画面。

★　当看不到未来的结果时，提升自己心中的期望，停止"自我"当下的对话，继续行动，行动起来对话就停止了。

实例应用：

某女孩一直因为脸上的青春痘太多而烦恼不已，每天只要一有空就对着镜子长吁短叹，在别人面前也因此而万分自卑。应用上面的技巧，可以帮助女孩肯定自我，找到自信：

虽然我脸上的痘痘很多，但是五官都长得挺好的，所以整体看上去还是比较好的。

现在已经在医治中，这个医生很不错，相信过一段时间脸上的痘痘情况就会减轻。

人的外表固然重要，但更吸引人的是人的内涵。我与其花时间为痘痘烦恼，不如去多读两本书或做点其他有意义的事。

4．看网络色情如何催眠？

网络的存在，让全球资讯共享成为现实。有句话说得好："在网上，只有想不到，没有找不到。"的确，丰富的资源是网络存在和发展的基础，也是它吸引我们的最大秘密武器。

然而，事情总有正反两方面。纷繁复杂的资讯信息，有好的也有不良的。其中，色情网站传达的信息就属于后者，然而却有强大的催眠力量。

《中国青年报》刊登的一篇文章显示，如今全球的色情网站已经超过了3.7亿个。其中，美国的色情网站占据了半壁江山，俄罗斯、日本、西班牙和泰国位居前二至前五位。

如今，包括中国在内，全世界多个国家对色情网络开始了大力整治，采用的方法包括封杀网站、拒绝IP接入、加强网民教育等，可效果并不理想。政府和网络警察的精力毕竟有限，面对如此庞大而且不断增加的色情网站，似乎总是心有余而力不足。

面对这个问题，我们不禁要思索，为什么色情网站能有如此巨大的生命力？最重要的原因，自然是它存在一个更为庞大的受众群体。只要有色情网站的存在，就一定会有人去浏览。既然有源源不断的流量，也就意味着这类网站可以拥有源源不断的收益。马克思讲过，当利润超过100％的时候，人就会丧失理智；当利润超过300％的时候，90％的人会变得不顾一切。显然，色情网站所隶属的范畴，正是那不顾一切的300％。

然而，问题在于，色情网站的利润源泉——网民浏览，为什么可以源源不断？换句话说，色情网站究竟在靠什么对网民，尤其是

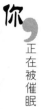

男性网民进行吸引与催眠？

　　首先，性是人的一种本能，是人动物属性中的一个重要表现。《孟子·告子》中，告子说"食色，性也"，意思就是好吃和好色，都是人类的天性。著名心理学家弗洛伊德也说："性是人的原动力所在。"在现实生活中，由于社会、道德的要求，人们必须把这样一种原始的冲动用精神的力量压抑在一定的范围内。而网络是一个没有精神与物质的虚拟世界，在这样一个虚拟的世界里人们可以不再压抑自己的感觉。所以，从这个角度来讲，人们对色情网站的关注在情理之中。

　　其次，这些色情网站不仅靠正常的图片、影像来吸引网民，还会通过成人文学、漫画等多种形式展示色情内容，并为了增加刺激感加入SM、同性恋等内容，这就更满足了男人，尤其是不少青少年的猎奇心理——通过色情网站，他们首先见识了女性的身体构造，进一步了解了不少性文化、性知识，甚至一些下流变态的内容。在这种强大的感官刺激下，他们体内原始的冲动变得尤为强烈，大脑对身体失去控制，让他们面对色情网站欲罢不能。

　　最后，对于一些年纪稍长的网民，色情网站的吸引力也不见得会减弱。原因在于他们的性知识往往相对匮乏——他们虽然经历了性，但并不懂得什么叫科学的"性"。因为缺乏理智的认识，他们的大脑无法建立一个健康愉悦的神经网络。于是在一种混乱的认识状态下，他们往往通过偷拍、自拍等诸多方式，在网站上获得窥视以及被窥视的快感，同时还通过很多图片、影像来满足自己在日常生活中无法实现的性幻想（对于女性思想相对保守的亚洲网民尤其如此）。除此之外，他们更可以从这些色情信息中学到五花八门的性技巧——无论正常的抑或猎奇的——以满足欲望，增强感官刺激。这一系列对人自然欲望的满足都使得色情网站增强了其对人的吸引力与催眠效果，我们便再也不难理解为何它犹如野草一般屡烧不尽了。

从生物的进化史来看，人的结构是慢慢由低向高进化而来。最初，人与其他低等动物没有什么区别，本能都在于繁衍后代；经过漫长的发展之后，人开始学会在自然界中为自己创造价值，此时他开始追求腹中的感觉；在改造自然的过程中，人首先是以群居的形式共同生活，在这过程中，有同伴死去，人有了难受的感觉，此时人的体验已经在心理层面了；发展至今，人类的物质文明高度发达，人类最大的能量源自大脑，用大脑控制生殖的需求、温饱的需求以及心灵的需求，于是有了道德的约束。

当了解了这些后，我们完全就可以理解关于色情网站的种种。我们肯定它给人们提供了一定的宣泄场所，同时，我们更应该从自身的角度清晰地认识到它的催眠效果，用健康科学的性观念来给自己积极健康的暗示。

视野拓展：发现孩子浏览色情网站怎么办？

一日，父亲无意打开电脑浏览器的地址栏，发现里面一下子多了许多陌生的地址，点击进去一看，竟然是色情网站。家里母亲很少用电脑，很明显这是读初中的儿子的"杰作"——那么，当家长发现孩子浏览色情网站，怎么处理才能够既让孩子改掉坏毛病，又不影响孩子的心情？

首先，父母要明白，青少年浏览色情网站大都是因为青春期对性的好奇，只需要对其进行恰当的引导就可以了，切忌过度渲染、小题大做地对孩子进行严厉的批评或训斥。正如前文提到的"不要想红色大象"的原理，越是批评，越是禁止，孩子接收到的暗示就越多，反而更容易对色情网站产生好奇与欲望。

其次，父母要与孩子坦诚地交流关于性的问题。性是孩子必须面对的一个问题，父母很有必要对孩子进行一定的青春期性教育，告诉孩子性的科学知识——当然学校也应该重视生理卫生课中相关知识的普及。更为重要的是，父母在坦诚交流的同时要给孩子一个正面的暗示：性不过是人一种很小的需求，人生中真正灿烂辉煌的东西是自己的梦想、爱好等。这样的暗示可以让孩子的注意力转移到其他的事情上，自然就不会去浏览色情网站了。

最后，父母可以与孩子正面讨论色情网站。有些孩子是受到不良信息的影响，抱着猎奇的心态去看色情网站上的内容。父母可以选择一个网站，与孩子一起打开，然后帮助孩子分析上面的催眠要素，告诉孩子这些网站可能会存在的危害。当正面了解了这些网站是怎么回事，并且得知其危害，猎奇的心理消失后，孩子就可以正确地处理了。

第六章 揭秘犯罪中的催眠

　　在催眠的发展过程中，它作为一门作用于人的潜意识的技巧，难免被一些不法分子所利用。那么，有没有方法来增加人们对催眠犯罪的抵抗力呢？

　　答案是肯定的。当我们了解了催眠的基本原理，把对潜意识的调动控制在自己手中时，潜意识的大门便不会让坏人轻易打开——事实上，一如本书所揭示的内容，催眠的现象与应用广泛地存在于生活中，是每个人都能使用的技巧。

　　本章选取目前最为普遍的催眠犯罪行为，包括诈骗、传销等，揭示其催眠原理——原理所在的地方就是抵抗所在的关键。当更多的人掌握了书中的技巧后，催眠犯罪的危害就一定会降低。

1. 揭秘诈骗中的催眠

　　说到催眠犯罪，最常见的莫过于诈骗。

　　如今诈骗案件的数量与日俱增，受骗人群也在不断扩大，可诈骗犯的手段却不见得有多么高明。在看到电视、报纸等媒体披露的诈骗案件时，我们往往会感到不可思议——这么简单的手段，怎么可能会让人上当？

例如，央视某档节目中曾披露了这样一起诈骗案：某日，退休人员李某突然接到一个电话。接起来之后，话筒里先是传来几声呼救，然后便有人接过电话，声称李某的儿子在自己手上，如果想要儿子活命就将几万元钱汇到某个户头上。李某一听，心急如焚，想都没想就立刻按照歹徒指定的账号将钱汇了过去。然而钱转账完成之后，歹徒却不再与他联系，至于释放儿子的事情自然也杳无音讯。直到下午儿子下班回家，李某才意识到自己被骗了，于是在家人的陪同下前去报警。

看过之后你是不是觉得很可笑？为什么如此简单甚至称得上幼稚至极的诈骗手段，竟然能够让李某上当？然而，根据犯罪分子被抓后的供述，在他们实施诈骗活动的几年中，上当的人其实远远不止李某一个。

我们再来看另一起诈骗案：一天，某公司出纳接到自称是中国某电信公司职员的电话，说是由于电信公司计算机出错，导致上月多扣了该公司 500 元电话费，而由于技术原因，退款需要人工操作完成，并且有时间限制，需要出纳马上到提款机办理退款手续，如果超过时限就不再退款。出纳一听，立刻赶到提款机，按照对方的指令开始操作。然而，由于对方故意误导，导致退款操作频频失败。于是，电话里的人开始表现出着急的样子，说自己还需要指导好些家公司办理退款，没时间跟出纳耽误，并且提出让出纳不要看屏幕，只需看着键盘按照自己的指导操作以节约时间。听到对方的指责，出纳心里也有些慌张，便老老实实地按照电话里的要求进行操作。于是，几分钟之后，一百多万现金便被转账到了犯罪分子的卡里。

是不是相当幼稚可笑的诈骗手段？那位出纳只要多想一下，看一眼提款机的屏幕，就可以轻而易举地识破这么简单的诈骗。然而，就是这样的诈骗手段，竟然让这伙罪犯得到了上亿元的转账。

除了上述两个案例之外，我们还会遇到数不胜数的诈骗形式。例如短信诈骗——说你某月某日在某某商场消费的 5000 元人民币月底扣款，需要核实的话请拨打某某银行值班电话。一旦有人拨打回去，对方就会以核实金额为由，骗取当事人的银行卡号和密码。

录取通知书诈骗——家长突然收到以某某招生办公室名义发来的招生信函，声称可以让他们的孩子以内部名额招收至某名校，前提是需要一定的"赞助费"……

甚至还有更为离奇的诈骗——某普通农民自称是"联合国秘书长"，名叫李小龙，现在为了开发保护中国某文物古迹四处奔走寻求捐款。而捐款者则可以根据数额在"联合国"里取得相应的职务。如此滑天下之大稽的诈骗行为，竟然真的有人上当！

层出不穷、花样繁多且漏洞百出的诈骗术，到底为什么能让被害人毫无怀疑地上当受骗？很简单——催眠！

纵观大多数的诈骗手段，不外乎有以下几个特色：

1. 冒充政府机构或名人。这样做的催眠要素在于利用受害人潜意识中对权威机构或名人的信任，直接给予可以同受害人潜意识沟通的信息，降低受害人内心的阻抗。在这种情况下，受害人往往不会考虑太多——内心"自我"对话达到了统一（详细介绍见第二章）。因此，诈骗者更容易对受害人提出要求。

2. 以某种物质利益引诱。我们发现，这一招在诈骗中的成功概率非常高。我们都有"趋利避害"的本能，特别是大多数人的生命层次都处于自我利益的需求阶段，总会贪图一些不劳而获的利益。诈骗者正是利用了受害者的这一心理，引导受害者"趋利"而上当。

3. 用某种手段刺激或者恐吓。这一步即为"趋利避害"中的"避害"部分，在诈骗过程中也是常见的。我们在前文讲过，人的行为中"避害"的趋势往往大于"趋利"的趋势，加上诈骗者用声音、语言营造出紧急气氛，受害者的意识评判更少，轻而易举就落入了诈骗者的催眠圈套。

将这三点结合运用，便对受害者形成了心理上的催眠。下面我们就以上述第二个诈骗案为例，分析犯罪分子是如何催眠那位出纳的。

首先，犯罪分子在电话接通之后，告诉对方自己的身份是某电信公司的职员。这就是催眠的第一步，借助权威的力量来让受害人相信自己。在国内，电信公司是国家级的垄断企业。因此，利用国人对这些机构的绝对信任，犯罪分子便赢得了对方的初步信赖。与此类似的还有冒充政府机构、银行、学校等，目的都是以权威的形象迫使受害人相信自己。

接下来，犯罪分子便开始采取第二步行动，以利益诱惑对方——在规定时间内，如果去办理退款手续，便可以得到利益。物质的利诱恰好满足了人类隐藏的贪婪欲望，当这种欲望被激发出来的时候，我们就会不由自主地接受催眠的信号而失去应有的评判功能。此时，犯罪分子通常不会让受害人有机会找人商量，因为一旦有人提出质疑催眠就会失效——因此他们会叫出纳去提款机而不是银行办理手续。在其他的骗局中，施骗者往往告诉对方"这是秘密""不要告诉别人",也是意在于此。

虽然受害人被骗到了取款机,可还没有被完全催眠,此时立刻施骗肯定会被发现。因此,犯罪分子故意引诱对方输入错误,然后开始以威吓、指责等方式增加对方的心理压力,使其焦虑,然后再突然告诉对方一个舒缓压力的通道——不要看屏幕,听他在电话里的指引。为了躲避压力和焦虑,受害人便由此而深深陷入了催眠,完全被对方控制了。

诈骗者往往都是"催眠高手",他们利用人性的弱点,避开意识的评判系统,逐步引导受害人配合其指令完成诈骗过程。这个过程相当于一个完全的催眠过程,甚至在有些诈骗中还使受害人处于后催眠状态——诈骗者指令结束后,受害人自己继续完成指令中的内容——比如第一个诈骗案中,李先生放下电话后去银行汇钱的过程。

视野拓展:如何抗拒催眠诈骗?

很多人在催眠诈骗面前觉得束手无策。其实,我们完全可以凭借某些方法抗拒这样的"不良催眠",避免上当受骗。那么,究竟应该怎么做呢?

从催眠学的角度来讲,抵抗催眠的最好方法就是通过自我催眠唤起自己的评判系统,对外来信息做出正确的判断。本节将介绍三种方法供读者参考。

★ 方法一:提高我们的生命层次,不要太看重眼前的"小利",特别是不劳而获的利益。

暗示技巧:"我拥有的已经足够了,这些小利不能带给我特别

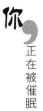

的好处!"

★ 方法二:提高自身的责任感,面对一些损害的时候不要马上逃避。

暗示技巧:"慌什么,我一定可以想出办法解决的!"

★ 方法三:遇到任何事情,控制住情绪后再做决定。

暗示技巧:转身轻轻压迫眼球 21 秒,再做决定。

方法一与方法二中的自我催眠习惯涉及人的价值观,其改变是一个漫长的过程;方法三中的这个简单动作非常容易变成我们的习惯,这个动作的功能原理在于:转身可以使看点离开现场,而压迫眼球意在通过副交感神经调节人的情绪。研究发现,人的负面情绪和紧张情绪上来时,智商就会下降,只有情绪稳定后,智商才会上升。人们所说的"冷静"就是理智回来的状态,转移看点就可以实现这个目的,这样就减少了被不法分子催眠的可能。

实例应用:

某高校李老师晚上 9 点左右突然接到一个电话:

骗子(抬高音调,每句话尾音上扬):"喂!小李,我是你朋友,很久没有见到你了,路过此地,带来很多礼物来看看你!"

李(很惊讶,疑惑的):"喂!你好!你是谁啊?"

骗子(有情绪的):"看看,几年不见你,就听不出来我是谁了!没关系,见面就知道了,明早联系。"

李(怕得罪朋友马上没有了评判):"喔,好的,好的,不好意思哈!"

提示:李老师已经被催眠,带入回忆中,此刻自我内心的对话、习惯对事件的结果起着重要作用。

第二天早上：

骗子：（音调低沉，语句平稳）“喂！小李，昨天晚上喝多了，醉了，把人给打了，自己也伤了！”

李（没来得及继续疑惑就直接带到惊恐的情绪里，眼前出现血腥的画面，进一步被催眠）：“怎么样？严重吗？”

骗子（加快语速）：“我倒不严重，我兄弟伤得很重，在这里我们没有其他朋友，你得帮帮我啊！”

李（被动的）：“你说你说！”

骗子（继续扩大惊奇感和压力）：“我在派出所，他们不让我回宾馆，24小时后才放我，医院要先交五万块钱才救我兄弟，你能不能先帮我垫着，我出来就还你。你知道五万对我来说是小数，我会感激你的。”

李（感受到压力，产生情绪，智商降低，没有了疑惑）：“谢倒不必，可我一下子去哪里弄那么多钱啊？”

骗子（帮助李释压，给一个新目标，并立刻给指令）：“是的，我也觉得很为难你，你看这样吧，你先拿两万元赎金给派出所，我下午就可以出来，到时候立马还你。就这样哈！谢谢！”

李（催眠状态，没有了批判，被动接受指令）：“好嘛！那我给谁？”

骗子：“派出所不收现金，我问问把钱汇到哪儿……”（假装问过后回话）“汇到×××账上。”

李：“好的。”

……

遇见上面情况如何应对：

整个过程，对方有意要在你毫无准备的情况下，把你带入不同的情绪中，这样你的智商才会被情绪左右，才会被催眠而接受他的指令。应对方法总结如下：

方法一："李"第一次接电话时就说出声来问自己："谁随便要别人的东西?"注意：这里要用"谁""别人"而不用"我""朋友"。而且这句话不要太有逻辑，也就是说不要太符合语法，这样的话才会唤醒自己。

方法二：当对方引你进入情绪中，并且要你做决定时，对自己说："谁生此念，谁做此事?"

方法三：深吸一口气压迫眼球 21 下，让情绪稳定下来，再做决定！

方法四：告诉身边的人发生了什么事情，听听其他人的意见，再做决定！

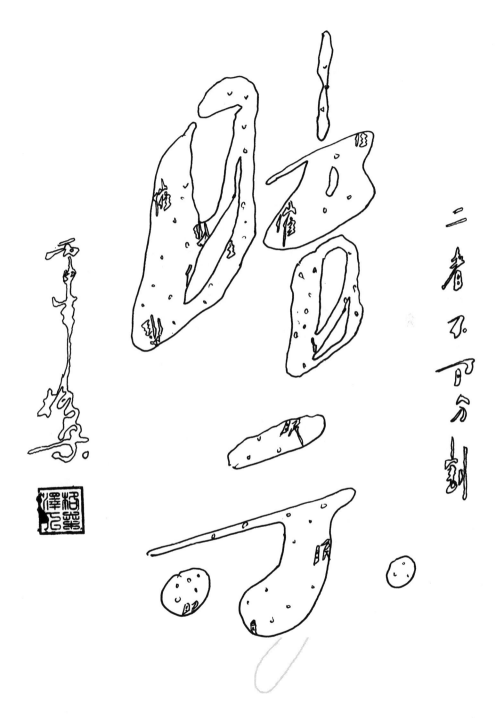

第六章 揭秘犯罪中的催眠

105

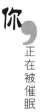

2．揭秘传销中的催眠

"传销"一词最早是从英文"Multi-Level Marketing"翻译过来的，意思是多层次、相关联的经营方式。这种经营方式产生于美国哈佛大学两位数学系学生的倍增模型（如1变2，2变4）。该数学模型后来被引入市场营销学，形成了新的营销模式，即为传销。在西方国家，传销是作为一种良好的商品销售模式进行的，如我们熟悉的安利、完美公司。但是，这种经营模式在传入中国后被一些不法分子利用，变成以发展人员为主的组织。这些组织并没有真正有价值的商品可卖，而是通过层层发展人员，以收取被发展人员数量可观的金钱来牟取暴利，有些甚至操纵这些被发展人员进行诈骗、卖淫等一些严重违法行为。

正是这样的组织，导致成千上万的人上当受骗。人们好像被一种无形的力量所牵动，在明知其性质的情况下，依然引诱他人甚至是亲人朋友加入。如果说传销就是一种催眠，恐怕没有人会反对。90％以上的人在传销组织中无法自拔，有时甚至认为自己的犯罪行为是多么高尚的事情，是在为了理想和成功而奋斗——丝毫没有批判和怀疑，这显然是典型的催眠反应。

非法传销者往往以授课的形式引诱受害人加入，并且在"课程"中对受害人进行类似于"洗脑"的训练，使受害人深陷其中。那么，传销者到底是用什么手段让参与者受到如此强烈的催眠呢？细细分析，传销课程的本质其实就是团队催眠。

加入传销课程的人往往是吃住都在一起，居住条件很差，也不允许随意外出。即便外出，也不得随意花钱。新来的人要上缴手机，避免同外界联系。而在上课的时候，授课者又故意让房间挤得满满的，使空间狭小。这些手段，其实就是为了缩小参与者的心理空间，让他们最大限度地避免外界的影响。

没有了外界的影响，受害人便能够保持精力的集中，接受内部伙伴的诱导。传销团队对新来的人十分热情，每个人都走过来跟新来者握手、问好，让他们有种亲切感和受到重视的归属感，使其卸下防备，接受后续的催眠。

在传销队伍里，经理和员工之间的差别很大，"领导"是受到绝对尊重的。而且，每升一级，他们所宣称的收入也比之前有大幅度的提高。这些都是为了使新加入者产生羡慕，给出一个美好的表象——榜样，让他们为了提升自己的等级而努力。这是催眠的一种常见形式。

授课，则是更容易使每个人都尽快陷入被催眠状态的方法：一个与外界隔绝的场地、一点恰如其分烘托主题的背景音乐、一些呐喊、一些分享，就足以让一大群人为之疯狂——这便是集体催眠的力量。在这种催眠环境里，需要的不是太多的演讲技巧，而是激情。只要作为主持人的传销者激情洋溢，作为辅助者的诱导人员放开手脚，跟着主持人撕心裂肺地喊叫："我一定能赚钱！""我一定可以成为顶级的金牌经理"……整个人群当中至少会有一半以上相信并且爱上这个团队。于是，骗子的目标实现了，他们借助催眠的力量，让数百上千的人相信自己可以用虚无缥缈或者价格虚高的产品去赚钱。被金钱催眠的他们，放弃了自己的社会责任，毫无廉耻地欺骗自己的亲人和朋友。

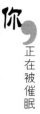

视野拓展：如何使自己游离在集体催眠之外？

集体催眠形式的犯罪对社会的危害是巨大的。催眠作为一种在中国刚刚发展起来的心理学技巧，若能够正确应用，对我们的生活、工作将有着正面的帮助。但是由于大众不太了解，催眠很容易被坏人利用，危害社会和他人。如今，除了在法律上完善对这种犯罪的打击制度，更重要的就是指导大众了解其犯罪形式的本质。比如，传销的关键手段就是集体催眠，要抵制其危害，我们同样可以用自我催眠的技巧。如果有更多的大众懂得自我催眠的技巧，传销这种催眠的"病花"定然没有生长的土壤。

下面以一个自我催眠过程为例，告诉读者抵制这种有害的集体催眠的关键：

★自我催眠形成强大的积极的价值观。这样的自我催眠来自日常生活中的积累，在做任何一个决定前都进行如下的自我对话："我的这个决定有没有超出法律与道德的范围？""我的决定是否对他人有着正面的影响？"

★在之前了解对方的动机。不断重复："我知道，他要做的，不过是……"

★当已经置身于传销组织时，在开始的时候暗示自己："我只是路过这里，只是看看，他们的一切行为与我无关。"

★当在会场中时，找一个催眠场最弱的地方，如后排、侧排等人少的位子。

★不跟随传销者做动作。行为能直接进入人的潜意识，传销者往往在行为动作中嫁接了传销的内容，不做动作，就难以被催眠。

3．揭秘精神控制犯罪中的催眠

催眠犯罪，是近些年才逐渐出现在人们视野当中的词汇。尽管前面提到的诈骗、传销等违法活动都是利用催眠心理进行的犯罪行为，可那充其量只称得上是催眠心理学的简单应用。一些高端的催眠犯罪，则是运用催眠暗示让人陷入恍惚而不自觉的状态，然后根据催眠者的指令进行一系列活动，例如偷盗、杀人等。一旦被催眠者完成指令，催眠者便会再度利用催眠，使其失去违法活动的相关记忆。不过，催眠发展到现在，这样的犯罪现象还是比较少的，只在国外极少数的资料中有所记载。

在催眠犯罪的历史上，最有名的精神控制犯罪莫过于被称为"海德堡事件"的案例。事情发生在德国海德堡，警局接到报案并开始调查一名女子：该女子的家人发现她精神经常出现怪异的状态，每隔一段时间就外出治疗疾病，并不止一次试图杀死她的丈夫或自杀。在调查的过程中，警察排除了该女子身体与精神病变的可能性，推测她的精神可能受到恶意控制与操纵。于是警局请来一位著名的心理医生协助破案。医生采取了几种办法都无法使女子回想起犯罪分子的住址或者其他细节，但其记忆力并无问题，因此医生断定该女子是受了催眠的暗示。

女子在调查的过程中提供了一个情况："那人把手放在我的额头上，我便心荡神驰，后来就什么也不知道了。"医生敏感地发现这正是催眠的一种方式，于是他用同样的方法引导她进入催眠状态——医生惊奇地发现该女子极易被催眠，似乎对此没有一丝的抗

第六章 揭秘犯罪中的催眠

拒——随着催眠的不断深入，女子终于讲出了事情的大概：一次在去看病的火车上，她遇到了一名自称精通医术的男子，在男子的邀请下，女子到他的住处"看病"，从那以后，女子每隔一段时间都会觉得不舒服，接着就会去找那位男子"看病"。

利用催眠，虽然女子回忆起了发生的事情，但是对于该男子的相貌以及事情的细节却怎么也想不起来。医生判断罪犯不仅对受害人进行了催眠操控，而且对受害人进行了深度的遗忘催眠。案子一时陷入僵局，侦破前景一下子黯淡了下去。

那么，是不是没有办法了呢？当然不会！

经过分析后，医生决定利用相关提示，逐步进入女子的潜意识寻找犯罪的证据，因为催眠能够控制人的意识但却无法控制潜意识。医生又一次把该女子导入催眠状态，这次女子回想起了她与罪犯在游泳池的场景，医生细致地引导女子看着游泳池自由联想发生的一切。医生发现女子的记忆被巨大的力量压抑着，只回忆出了如罪犯坐过的出租车牌号、门牌号以及罪犯对受害人发出的遗忘指令。医生没有放弃，经过多次的催眠后，整个事情终于浮出水面。

原来该女子在火车上认识罪犯后，罪犯就在催眠状态下强奸了她并使她失去记忆，接着罪犯不断暗示女子得了各种疾病，使她不得不隐瞒家人接连不断地找他"看病""动手术"。由于催眠的作用，女子"手术"之后会感到疼痛并且觉得病痛不断好转，她逐渐对这位医术高超的"医生"深信不疑，而罪犯则榨取了她大笔的医疗费。后来，家人觉得情况不对，限制了女子的经济，贪婪的罪犯便开始操纵该女子卖淫。女子的状态越来越怪异，丈夫想要报警，罪犯知道后便操纵女子谋杀丈夫，幸亏没有成功。罪犯此时感到了巨大的不安，于是催眠该女子自杀，但每次都未遂。

110

这个案例在几十年间都是十分罕见的，因为在一般情况下，催眠者如果发出严重危害被催眠者意志的指令，催眠会受到被催眠者的阻抗而失败。在这个案例中，除了罪犯的丧心病狂外，最重要的一点在于该女子极易受到暗示，学术界称之为"癔症体质"。这种体质的人非常少见：由于成长过程中的原因，他们对外界的影响没有多少阻抗。并且，这一特点极易被内行人看穿，这就导致了该女子的不幸遭遇。

视野拓展：听到违背意愿的指令，被催眠者会有什么反应？

尽管催眠被称为是开启人心灵的钥匙，但不是所有的指令被催眠者都会执行。因为无论在什么情况下，潜意识都会保护个人不受伤害，而潜意识中的这部分信息来自人生的积累，关于道德的、原则的以及个人喜好的，这些信息就像疫苗一样在大脑里起着抗体的作用，一旦接收到相关指令，这些抗体就会主动抵御，对催眠形成阻抗，有时甚至可以使进入催眠状态的人脱离催眠状态。

心理学家曾经做过实验来研究被催眠者听到违背意愿的指令时所出现的反应。实验是这样的：将一些体验者导入催眠状态，递给他们每人一个空杯子。第一次给他们的暗示语是："现在杯子里装满了纯净水，你们把它喝掉！"只见所有的体验者煞有介事地举起杯子，做出喝水的样子，而且他们的喉咙里发出"咕噜咕噜"的声音，仿佛真的在喝水。

第二次的暗示语是："现在杯子里装满了很辣的辣椒水，你们把它喝掉！"这时，体验者就没那么果断了，有些人拿着杯子似乎下了很大的决心才抿一小口，立即吐舌头，有些人甚至根本就不愿意把杯子靠近自己的脸。

第三次的暗示语是："现在，你的杯子里装满了浓硫酸，对面就是你讨厌的人，请你将浓硫酸泼过去！"这一次，体验者拿着杯子的手开始发抖，但是没有一个人行动。这时催眠师用急促的语调再次发出同样的指令："快把硫酸泼过去！"这时，体验者的脸上开始出现痛苦的表情，有人还失手把杯子摔到了地上。当第三次发出同样指令的时候，许多人把杯子丢到了另外一面（与指令的方向相反），还有三个人睁开了眼睛，迷惑地盯着催眠师。

这个实验表明，确实不是所有的指令都会被被催眠者接受。这一方面要求我们的催眠师必须具有良好的品质，另一方面也告诉我们催眠并不是万能的。只要我们努力提高自己的道德修养，平时打好"预防针"，关键时刻潜意识一定会保护我们的。

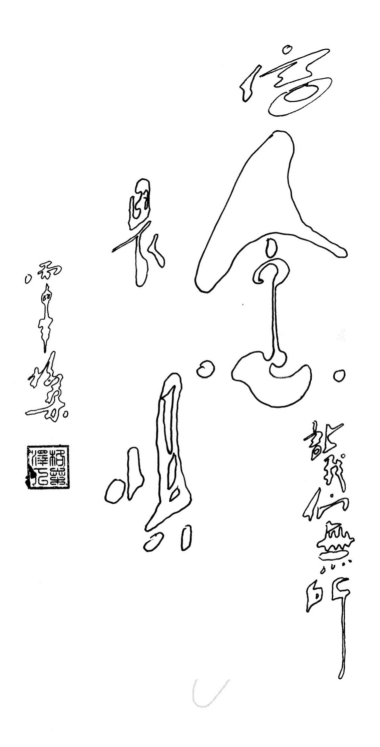

第六章　揭秘犯罪中的催眠

113

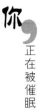

4. 如何用催眠侦破催眠犯罪？

催眠既然能为犯罪分子所用，达到自己的不良企图，自然就更能够成为刑侦人员的得力工具，帮助他们拨开谜团，从受害人心理上寻找蛛丝马迹，侦破案件。

某年，在英国发生了一连串的强奸案件，受害人虽然事后都知道自己遭遇了性侵犯，可是在面对警察质问的时候，无论怎样都无法记起犯罪分子的体貌特征，甚至连胖瘦、高矮都记不清楚，只隐约知道他穿着一身黑衣。

或许你会觉得受害人遭到了犯罪分子的催眠，所以记忆模糊，其实并不见得如此。因为突然遭遇性侵犯的时候，受害人会处于极度惊恐的状态下，如果伴随犯罪分子予以威胁性的暗示或暴力手段，会使受害人在巨大的精神压力和肉体伤害的影响下无法冷静地思考问题，更不可能记住嫌疑人的体貌特征。当然，犯罪分子也可能通过药物等手段暂时破坏受害人的大脑记忆，让对方想不起来自己究竟什么样。不管过程怎样，总之这样的情况给警方收集信息带来了极大的障碍。

1976 年，在美国的乔奇拉（Chowchilla）发生了一起绑架案，匪徒持枪拦截某校车，将司机和若干名学生绑架到了采石场，并埋在了地下。后来司机和一部分学生逃了出来，并且迅速报了案。在面对警察的讯问时，司机始终记不起匪徒所乘货车的车牌号码，虽然他的确看到过车牌，但却由于惊吓和时间相隔太久等缘故而想不起来了。由于迟迟无法获知匪车的牌号，侦破工作陷入僵局。

显然，这两个案件都有这样一个共通点：受害人由于惊吓或其他原因，记忆受到损害，无法记录下案发当时的某些要素，从而给刑侦工作带来困难。既然是由于记忆因素而导致的问题，那么只要能帮助受害人找回失去的那段记忆，自然就可以对破案起到决定性的帮助。为了找回他们的记忆，两国警察不约而同地选择了催眠。

英国的这起案件中，催眠师在没有干扰的环境下，催眠了受害的妇女，让她们把当时的情景如同放电影般一遍遍地重新经过自己的脑海。在重复数次的"放映"之后，她们能回忆起来的事情越来越多。而一位遭受强暴的艺术家更通过催眠细致地描述出了强奸犯的性器官特征，从而给案件的侦破提供了重要线索。

美国的这起绑架案中，催眠师也对那位司机进行了类似的催眠：他让司机首先进入半睡半醒的朦胧状态，暗示他将时光退回到案发当天，想象自己正坐在一张舒适的椅子上看着那天案发经过的纪录片。通过一系列这样的暗示，司机的记忆开始逐渐清晰起来，除了车牌号码，他还回忆起歹徒的数量、体貌特征以及说话的口音。掌握了这些重要的情况，警方很快就锁定目标，并迅速实施了抓捕工作。

显然，通过催眠的诱导，从受害人身上找寻蛛丝马迹以帮助破案是一种相当有效的方法。然而，这并不意味着所有类似的案件都可以采取这样的方式进行侦破，因为这需要种种条件的配合。

首先，被催眠的人应当具有相应的体质，对于那些情绪容易兴奋的人来说，催眠之后他们可能会因为再次看到令人恐惧的情形而出现暴发性的情感宣泄，使情况难以控制。除此之外，精神分裂、心理障碍以及酗酒者也不适合进行催眠。

其次，催眠师的催眠技术应当足够专业。如果无法进行正确的暗示和催眠，无法对受害人的回忆进行正确诱导，可能会得出没有

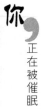

意义甚至完全错误的"记忆",让案件侦破陷入更加被动的地步。

最后,催眠是对受害人内心的窥探。如果因此而泄露了受害人的隐私,在法律和道德上是不被允许的。因此在进行催眠的时候,最好能有受害人家属、律师的陪同,同时进行现场录音、录像,以保证催眠师和受害人双方的合法权益不受侵害。

另外,即便是一切都按照正规程序进行,也无法保证通过催眠所得到的信息是100%的正确。因此通过催眠得到的结论,往往只限于为案件提供线索,而无法作为呈堂证供,更不可以将这种催眠行为运用在被告或犯罪嫌疑人身上。

视野拓展:对催眠犯罪,还得用催眠

近些年来,随着催眠在中国的发展,人们对这些目前占极小比例的催眠犯罪开始逐渐警觉。我们前面讲过,催眠者的指令严重违反被催眠者的道德标准或意愿时,比如让受害人说出银行卡的密码或者脱掉身上的衣服等,会遭到阻抗。于是,一些犯罪分子往往通过其他暗示婉转地实现自己的目的。比如,为对方营造一些亲人生病需要住院之类必须取钱的情况,或者为其营造炎热难忍必须脱掉衣服的环境假象……除此之外,罪犯往往会设法让受害人在醒来之后忘记刚才所发生的一切,使他们不知道自己已经成了犯罪的牺牲品。这就导致催眠犯罪具有极高的隐蔽性。

不过,正所谓"魔高一尺,道高一丈",犯罪分子要利用催眠打开我们心灵的大门来进行犯罪,我们就可以通过加强对内心的掌控来抵抗化解。这依然要靠催眠。我们经常会被身边的人暗示,并且会不知不觉地按照暗示去做事情,那么我们不妨就从这里开始练习为自己的内心加固。

★　当你感受到对方引导的目的时，不妨将你的感受表达出来。

★　除了对方提供给你的方法外，想想还有没有其他的方法。

★　经常重复"凡事至少有三种解决方法"进行自我催眠，形成一个思维习惯。

★　做决定的时候先转身，压迫眼球 21 秒后再进行思考。

★　做决定前说出声来让自己听到：谁做此决定？你是谁？为谁做？

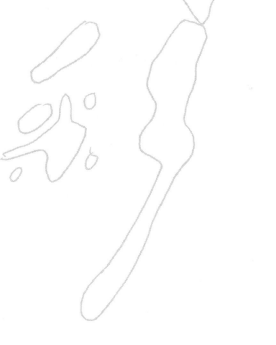

第六章　揭秘犯罪中的催眠

117

第七章 企业中的催眠应用

催眠无处不在。

每天，我们都要与上司处理好从属关系，要与同事进行有效的沟通，要与客户比试彼此的说服力……在这些过程中，一句话、一个眼神、一个动作都会引起我们内心微微的震颤。当这种震颤的频率不一致时，彼此之间就会引起冲突与矛盾，如上司觉得属下难管，属下抱怨上司无良，顾客商家明枪暗箭……而当这种震颤相互合拍的时候，彼此之间才能达成共识，即我们所说的"人和"状态——事实上，我们每天都在为达到这样的合拍而努力。

没有两个人对同一件事情的看法是相同的，在前面的章节中你或许已经知道，正是这种不同，导致了人大脑中的评判机制与自我防御机制的运行。然而，在我们的身边总能看到一些人，他们能够巧妙地绕过我们的评判与自我防御，与我们的潜意识进行沟通与交流，于是在不知不觉中，我们就被他们催眠与说服了。

这当中的催眠要素在哪里呢？看完本章，你将会得到答案。

1．什么是小团体语言的催眠?

如果去市场细心观察过螃蟹，我们就会发现这样一个有趣的现象——当卖螃蟹人把一只螃蟹放在篓里的时候，必须要盖上盖子，以防止它逃跑。然而，如果把一群螃蟹放在这个篓里，即便不盖盖子，螃蟹也不会从篓中逃走。因为每当有一只螃蟹想要往上爬的时候，别的螃蟹都会伸出钳子把伙伴给拉回来。久而久之，螃蟹便都放弃了努力，安心地待在了篓里。

这就是著名的螃蟹理论，也揭示了我们生活中经常遇到的情况：如果我们的周围全是螃蟹一般的人，那这辈子都很难成功，因为你很有可能已经被这个"螃蟹"的小团体给催眠了。

要了解小团体的催眠作用，就不得不谈谈何谓小团体。所谓小团体，就是由特定因素组织起来的一群人，例如网络群体、地域群体、企业群体、学校群体等。在这些群体中，由于自身的性格、爱好、目标等因素相仿，因此会逐渐形成一种统一的小团体文化，而小团体语言就位列其中。

小团体语言，就是某个团体当中经常使用的话语。虽然大致来说与团体范围之外的人并无太大差别，但也有其独特之处。例如，网络语言就属于典型的小团体语言，其中有许多文字、词句是网络上独有的，比如顶、拍砖、灌水、潜水、楼主、沙发、88、BT、YY、晕倒、火星、恐龙、青蛙……这些在日常生活中并不多见或者意思用法与前者截然不同的语言，成了只有网络群体才懂得的沟通形式。

类似的还有地域群体。由于千百年来形成的方言文化，每个地域内部的人之间都可以很容易地沟通，然而跨地域的两个人就很难操着自己的家乡话互相交流。因此，地域方言也称得上是小团体语言的一种。

除此之外，还有企业、行业的小团体。在这样的小团体中，行业术语使得团体内部之间的沟通具有独特的方式。例如，在组织切片制作过程中，医务人员之间可能会有这样的对话：

A："你开始切了没有？"

B："透都没透呢，还要封蜡，早着呢。"

A："我开始裱了，你得快点噢！"

B："可能赶不上一起染了。"

这些语言描述的是一个组织标本制作的过程：取材—固定—脱水—透明—封蜡—裱片—染色—成片。在外行看来这些对话不知所云，但是在标本制作人员之间却可以畅通无阻地交流与沟通。

那么，小团体的语言究竟带给我们怎样的催眠效应呢？

当我们学会了一种小团体的语言之后，就可以说是小团体内部的人了。因为我们可以流畅地运用这种语言与团体内部的人沟通，受到团体的认可，产生归属感。这也意味着我们必须要承担团体的义务，承担团体内的角色。如果是网民，那么发帖、留言甚至看帖都成了我们的义务和责任；如果是企业团体的一员，那么承担企业内部的工作则是我们的责任……总之，无论是何种责任，作为小团队的一员，我们都应该做到。

于是问题便简单了：正是由于小团体语言的定位，使得我们不由自主地认同自己作为团队一员的地位和角色。既然心里已经认同，我们就会不知不觉地将自己的行为观念与团体对照，不相同的部分也会在不知不觉中修改，以适应和属于这个团体，也就被催眠了。

视野拓展：办公室里的"催眠高手"

　　1965 年度诺贝尔物理奖获得者理查德·菲利普·费曼（Richard Phillips Feynman，1918—1988）在他的书 *Surely you are joking，Mr. Feynman*！中描写了自己被催眠的情景：在普林斯顿研究所举办的一个催眠演示中，催眠师将费曼导入催眠状态，引导他完成了一系列催眠演示，最后一个指令是这样的："当你被唤醒后，走下讲台后先绕场走一圈，然后才回到座位。"费曼表示，他清楚地知道催眠师对他的最后一个指令并且有心想要违抗，但奇怪的是当他走下台时，双腿不由自主地带着他绕礼堂走了一圈，走的过程中他还在心里嘀咕："真奇怪，我干嘛不直接回到座位呢？"

　　费曼先生的经历几乎每天都会在办公室里上演：某天，你站起来打算去冲咖啡，对面的同事对你说："回来的时候帮我看看老板在不在。"接下来会怎么样？你端着咖啡杯冲好了咖啡，脑子里也许还在想着一些事情，但是往回走的时候，还是会不由自主地把头转向老板办公室的方向，如果老板的办公室不在同一个方向，你还会多走几步去看看。

　　两个过程是不是非常相似？不同的只是给费曼发出指令的是大家公认的催眠师，而给你发出指令的是你的同事。稍微分析一下两个过程，你会更惊奇地发现你的经历竟然是催眠的基础。

　　你之所以有不由自主的感觉，是因为你的同事直接把指令传达给了你的潜意识。为什么这么说呢？你去冲咖啡的时候本来就是要休息一下，处于很放松的状态，加上同事给你的指令又是件很小的事情，意识阻抗降低，潜意识很容易就接受了命令。由于潜意识是一个很好的执行者，哪怕你后来有一大堆如"他为什么不直接找老板"之类的思考，你也会不由自主地执行指令。那么，催眠师是怎么做的呢？根据费曼的描写，他站在众人面前开始是比较紧张的，催眠师引导他呼吸、放松，当他进入催眠状态时就感到很放松，愿意去执行催眠师的指令。催眠师的催眠过程首先是一个引导被催眠者放松的过程，这难道不正表明催眠是人们自然活动过程的程序化，通过主动引导所达成的特定效果吗？

2. 什么是催眠式销售？

首先我们来看一个案例。

王先生中午陪客户吃饭时喝了不少酒，有些微醉的他决定下午不去公司了，安排好手上的事务之后，便让司机开车送自己回家。

路上王先生突然想小解，然而此刻离到家至少还需近一小时，附近又没有公厕。正在无奈之际，恰好发现前面不远处有一个正在建设的楼盘。有楼盘就肯定有售楼处，有售楼处，就自然有厕所。于是他立刻让司机往售楼处开去。

解了燃眉之急，王先生轻松无比地走了出来。随着酒精的排出，自己的大脑也变得清醒了许多。他正准备出门，看到售楼小姐正温和地看着自己，觉得匆匆忙忙跑进来上个厕所就出去，似乎太没面子了，于是便装模作样地在沙盘旁边看了起来。

"先生，您好！"一位漂亮的小姐微笑着迎了上来，也不多说，只是将手中的楼书呈给了王先生，然后转身站在不远处默默地等待着。

王先生接过楼书，粗略地翻了翻，那位小姐又走上来说："先生，非常荣幸您能光顾我们中心，我们的贵宾休息室专门接待像您这样身份和地位的人，现在请让我带您到贵宾休息区，好吗？"

王先生听到后感觉还不错，于是就跟随售楼小姐走了过去，在沙发上坐了下来。"先生，这是我们为您特制的咖啡，请您品尝！"另外一位售楼小姐端来一杯咖啡，此时舒缓的音乐响了起来，正好是自己最喜爱的曲子。在轻柔舒缓的音乐、软绵绵的沙发和醇香的咖啡中，王先生感到十分轻松。他半靠在沙发上，缓缓环顾四周，当他的目光落在静候在一旁的售楼小姐身上时，她露出甜美的笑容然后走过来，在王先生右手边约一米的地方坐下来，面对着他说："先生，您刚才已经大概了解了我们的楼盘，现在您想让我为您介绍一下楼盘的具体情况还是个性特点？"

王先生点点头："随便，就介绍一下具体情况吧。"他接过楼书，看着目录准备听售楼小姐的介绍，没想到她没有一开始就介绍环境、面积、户型、车位等硬件设施，她嘴里说的小区介绍，更像是一幅精心雕琢的美图：

"先生，当您迈入经典大气的欧式社区大门，门卫会向您敬礼致意。将车停下之后，沿着碎石铺成的小路穿过香樟树林，再跨过一湾小溪，便看到了属于您的开放式院落，院落外围立着我们为您精心设计的米黄色篱笆。进入房间后，落地玻璃墙让屋外的阳光毫不吝啬地洒落在宽敞明朗的客厅里……如果走上二楼，那里有法国设计师专门为您设计的观景阳台，您也可以在这里捧上一本书，沐浴着和煦的微风，享受专属于您的私人空间……"

售楼小姐一边指着示意图上的方位，一边随着王先生的表情做出恰到好处的停顿。王先生听着，似乎也一时找不到什么问题，于是频频颔首。

"先生，请问我们的设计还有哪些地方让您觉得不太好？"

王先生想了想："好像没有阳台啊？"

售楼小姐露出了微笑："这位先生真有品位，如果您现在购买的话，我们将免费赠送您一个用原木搭建在湖面上的宽大平台，您可以坐在那里，沏上一壶上好的铁观音，一边欣赏湖面落日的美景，一边与家人享受真正的休闲时光。"

王先生满意地点点头，售楼小姐见状又问："先生，请问您要买一套房子，除了刚才为您介绍的楼房情况，您最重视的是哪方面的因素，是开发商资质、建筑公司、物业管理还是价格？"

"建筑公司吧！"

"那么建筑公司有怎样的品质您才能信得过呢？"

"自然是质量与安全了，比如隔音效果啊之类的。"

"先生，这套房子的建筑公司正是以其高质量闻名，您看——"售楼小姐说着递过相关的材料与证书，"我再为您讲个故事吧！"

接着，售楼小姐告诉王先生，一位老人在 15 年前买了该建筑公司建造的一套房子，老人患有心脏病需要安静的家庭环境，对房子非常满意。住了十多年，儿女们都想给老人换套更大的房子，老人却不愿意离开。在前年那场地震中，不少老房子都受到了损坏，但老人的房子墙壁上连裂缝都找不到。

"喏，这是老人的资料。"售楼小姐把老人的资料卡递给王先生，上面有老人的住址与联系方式等。

……

以同样的方式，售楼小姐又介绍了他们的物业、开发商等。王先生听得非常满意，售楼小姐说："先生，我刚才已经为您介绍了楼房的情况，现在您唯一的疑虑就是何时开始享受这套房子带给您的舒适，就像你现在正在享受的一样，对吗?"

"噢?"王先生站起来，翻了翻手中的楼书，思考了片刻，然后缴付了定金，购买了这套房子。

几乎所有的销售高手都会在销售中用到催眠技巧。因为面对顾客层层的防御与评判，唯有快速地与顾客的内心活动合拍才能在双方之间建立信赖感。一旦交易双方建立了良好的感觉，成交就是水到渠成的事情。

王先生的购房经历，就是这样一次被销售人员催眠的过程。原本只想借个厕所的他，竟然在当天买下了一栋房子。那么，我们现在不妨分析一下，销售人员是如何催眠王先生的。

第一，销售人员制造了一个轻松舒适的环境，让顾客放松。在放松的状态之下，人的心理戒备就会降低。售楼小姐所做的每一步都使王先生更加放松：最初，在递给王先生楼书的时候只打了个招呼，没有询问"您要看看房子"之类的话，出乎王先生的预料，这是放松的第一步。接着，售楼小姐肯定了王先生的身份与地位，让王先生享受一种被尊重的感觉，这是放松的第二步。随后，音乐、沙发、咖啡这些道具开始上场，这是放松的第三步。

第二，让顾客感到自己掌握了主动权。很少有人喜欢被别人指使着做事。当人们觉得自己掌握主动权、占有优势的时候，心里的防御就会放松。售楼小姐在介绍完楼盘之后的问话"我们的设计还有哪些地方让您觉得不太好"，既问出了王先生的需求，又使王先生觉得自己可以掌控房子的设计。接下来的问话中，售楼小姐都采取了这样的技巧，看似将楼房各个方面的主动权交给了王先生，实际上在满足王先生心理需求的同时，大方向都在售楼小姐的预料之中。在感到"满意"的状态下，王先生自然慷慨解囊。

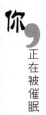

第三，用画面给顾客制造了良好的感觉。通常情况下，人们都是跟随自己的感觉"想要"而不是"需要"某些东西。售楼小姐从感性的角度开始对楼盘的介绍，为王先生勾勒出一幅可能会成为现实的美景，而且刻意强调了与家人共度时光，以及个人休闲时刻。这些都是商人因为繁忙工作而缺失却渴望的东西，增强其对这种生活的渴盼与诉求。在这种主观信息的传达中，图像画面的直观表现起到了重要作用。借助画面，售楼小姐让王先生在自己脑海中营造出一幅入住之后的景象。因为是自己脑海中勾勒出的图画，因此比任何户型图、沙盘都有更强烈的印象效果。在针对楼盘的介绍中，售楼小姐还适当地加入了"尊重"（接受门卫敬礼）、"人文"（经典大气的欧式门庭）、"自然"（樟树林、小溪、湖面）等冲击元素，更加强了王先生对楼盘的憧憬与期盼，催眠的效果越发强烈。这一系列的催眠手法最终获得成功，为楼盘赢得了一个大订单。

第四，利用结果使顾客立刻成交。销售过程中最关键的是成交，而顾客的犹豫会导致 90％ 的交易失败，许多销售高手往往采取一定的技巧增加顾客成交的行动力。在前面做了那么多的铺垫与暗示之后，售楼小姐看到王先生已经比较满意这套房子，而且价格根本不是问题，因此马上对王先生的潜意识进行了刺激，给出指令，虽然看起来所说的话不合文法，但是却让王先生很快被说服。

视野拓展："不合文法"的销售语言

销售语言的引导方向就是要使顾客放下阻抗，确信成交对自己是有益的。起评判、阻抗作用的主要是意识，潜意识主要负责执行，这也就是说只要使潜意识成交，实际成交的概率就会大大提高。

本节例子中，销售对王先生说了这样一句话："现在您唯一的疑虑就是何时开始享受这套房子带给您的舒适，就像你现在正在享受的一样，对吗？"这句话看起来有"病句"的嫌疑，但却是一句精心设计的催眠语，作用于顾客的潜意识，帮助达成交易。潜意识有一个特点是"喜欢感情色彩的东西"，在全方位的描述之后，顾客的潜意识显然已经接纳了销售所要表达的美好感受，此时连用两个"享受"、一个"舒适"，帮助潜意识最后确认这次交易更多的是享受而并非房子本身，成交自然要容易得多。

促进潜意识成交的语言有很多，大致可以分为以下几类：

（1）附加式。将美好的感觉与产品联系在一起，这种方式较常见，王先生就是一例。

（2）指令式。这样的语言意在引导顾客采取行动，在使用时一般降低音调，放缓语速以免引起阻抗。如"您现在已经完全了解产品的特点了"。

（3）选择式。让顾客做决定时给出几个选择的范围，便于掌握效果。如"你想要红色的那一款还是蓝色的"？

3．如何在管理中应用催眠术？

或许每位管理者都会遇到这样的问题：如何让下属更有效地执行指令？如何说服下属按照最佳方案而不是他自己的方案行事？如何最大限度地避免主观因素对事情的影响？在出现问题的时候如何快速走出问题的漩涡？……这一系列问题其实都和上司与下属的沟通方式有关。一个好的沟通者往往既给下属表达他们自己的机会，

第七章　企业中的催眠应用

127

又因势利导将下属的思路引到自己想要的思路上来，最终完成自己所希望的结果。下面就是一个经典的例子。

上海某公司准备参加今年在成都召开的展销会。由于去年展销会业绩出色，销售总监对今年的销售业绩信心十足。由于他本人要去华北地区开拓市场，因此他把展销会的事情安排给销售副总全权负责。

去年展销会该公司的销售额达到了 500 万，今年的产品线丰富了好几个品种，而且生产能力也扩大了不少，加上品牌效应，生产额增加到 800 万应该不是问题。不过，考虑到明年的增长幅度，销售总监还是决定保守一些，将目标定在 600 万。

没想到，半个月后，当销售总监出差回来，兴冲冲地找来副总询问展销会成绩的时候，却得到了一个令人惊讶的数字——300万。不仅只达到了目标的一半，就连去年的成绩也远远不及。

总监十分恼火，正准备质问副总，但还是将到了嘴边的话硬生生地吞了回去。

原来，总监这次出差，恰好参加了某个兄弟企业举办的管理心理学培训。课堂上，培训师对类似情况作了专门的分析，让总监深受启发。于是，他决定尝试新学到的办法：用恰当的问题逐步催眠属下，让对方老老实实地承担起自己应尽的责任。

"具体情况是怎么回事？你详细地告诉我。"总监缓和了一下情绪，用尽可能平和的语气问道。

他的态度显然让早已做好准备接受狂风暴雨洗礼的副总意外不已，愣了片刻，才慢慢地把当时的情况原原本本地说了一遍。当然，其中也刻意提到了不少客观问题，明显有为自己开脱的意味。

不过总监却仿佛丝毫不在意他的开脱，在副总陈述完后，接着问道："能否再说得详细一些？"

于是副总只好将整个展会的过程更加详细地重复了一遍。

"嗯，现在问题既然已经成这样了，"总监若有所思地说道，"我想听听你对于这些问题的看法和意见。"

见上司似乎并没有严厉责怪自己的意思，副总的心情稍微放松了一些，开始说出自己对于问题的看法和补救措施。不过由于之前他将精力全部放在了寻找借口和应对可能发生的责难上，对问题的解决之道显然有些准备不足。尽管如此，总监仍旧没有一点责怪的意思，反而鼓励道："你的想法很好，能不能说得更详细一些？"

不仅没有受到责备，反而还被上司鼓励，副总有些受宠若惊，情绪的变化让他的思维也变得更加活跃，很快就想出了不少补救措施。与此同时，总监也说出了自己的一些想法，两人商量了许久，从中挑选出了几条最有效的方法。

"好，现在你去把这几个方法整理一下，做成一个详细企划，我们下午开会讨论。"总监说道。

"是，我这就去办。"副总兴冲冲地回到了办公室，很快便将一份详细实用的报告做了出来。

从略带敌意和防备心理走进办公室到兴冲冲地回去整理报告，副总在短短时间里产生这样的变化，可以说是总监催眠成功的结果。这种催眠当然不是传统意义上的催眠，甚至连我们之前所说的那些要素都没有用到。总监的行为，仅仅只是通过语言的诱导，让对方主动承担起属于自己的责任，从而达到催眠效果的。如果按照一般情况，面对搞砸了某件重要工作的属下，上司通常都会质问他："为什么如此？"于是，属下便有了解释的机会，而出于本能，他绝对会利用种种借口解释失败的原因，比如新产品市场认可度不高、竞争日益激烈、分配的展览位置不佳、对手有价格优势……借此推卸责任。总之，这种自我保护的本能会让他将自己的失职推卸得干干净净。如果总监感到不满，那么争吵就无可避免，但却对问题的解决毫无帮助。

逃避责难和不利情况是人的本能，犯错者往往自己都很清楚犯错的后果，为了逃避责任，必然会想方设法找到借口推托。尽管这样做对于事情本身并无好处，可毕竟也是一种"避险"方法。面对副总的这种心态，总监选择的不是让他说出借口然后引发争论，而是根本不给他"避难"的机会，只是通过自己的问题，引导对方的思想进入预设的道路，层层逼近，使副总将注意力集中在问题的解决方法上，在总监的扶助下不断深入探讨，忘记之前准备好的推卸言论，从而促进了问题的解决，也避免了其对责任的逃避。

因此，作为企业管理者来说，如果能学会运用语言的力量催眠属下，很多管理上的麻烦其实都可以迎刃而解。

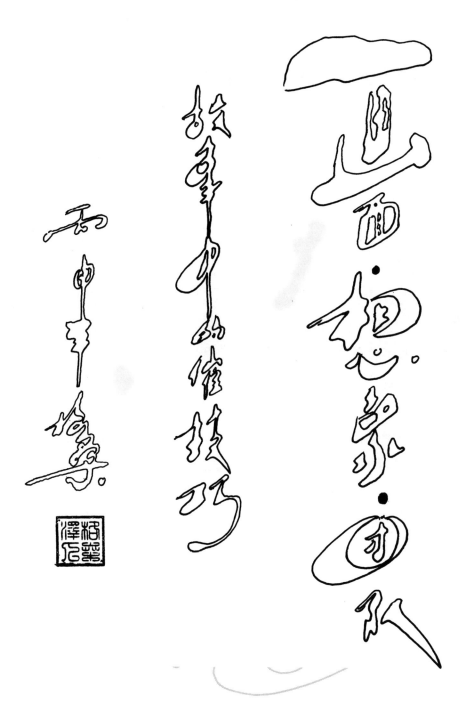

正面想象回忆

放章中的催眠技巧

丙申年梅等。

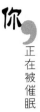

视野拓展：管理课程中的"五指理论"

企业管理的核心在于"人"，作为团队的领导，自然要将人事关系化繁为简，做到心中有数才能够临阵不乱。在管理课程中，我通常用手掌做比喻，解析其中的关系：

大拇指是老大，竖起手指朝天时，它与其他四指相距最远、位置最低。这正是一个领导应有的姿态：保持适当的距离，总能从远处观察团队的发展，着眼于大局，统领团队前进；同时，在团队成员面前能够谦虚地放低姿态，尊重爱护每一个人，帮助大家共同成长。只有这样，四指才能在关键的时候团结紧握，聚在拇指身后，让老大站在最高处，成为一个"好"的手势——团队自然也就成为"好"的团队！

食指是五指中最灵活的一个，它离拇指最近，手要完成的精细活儿（如绣花、雕刻）大都以食指和拇指为主。正如团队里的副手，最重要的职责就是协助领导沟通上下，将领导的指示具体化、方案化，并使其他成员相互配合，共同完成任务。

中指是五指里最长的，在很多工作中是食指最得力的配合者，而且中指一动，食指、无名指和小指都会有被牵动的感觉。就像中层干部，是团队里出力最多同时也是最要求被肯定、被满足的成员。团队管理经验表明，只要有一个中层干部出了问题，整个团队都会受到影响，所以团队建设中的重点应该是对中层干部的培训。

无名指在五指里是最特别的，不仅因为它没有名字，更因为人们总习惯把象征幸福的婚戒戴给它。团队里也总有这么一群人，不要名不要利，默默地做该做的事情，最后获得的东西也非常精彩。

对于一个团队来说，这些默默做实事的人必不可少，领导也必须从这些人中树立楷模，以保证团队的实效。

小指在五指中往往是最细最短的，也没有很大的力气，但总能够在手里拿满东西时候翘出来再多拿一件，给我们带来小小的惊喜。就像新人，他们看起来不够成熟、不够强大，却总会给团队带来新鲜的东西，让团队充满活力。

摊开手掌，五指三长两短，我们却从不会因此对某个手指偏好，而是自觉地根据五指的特点使它们默契配合，完成各项工作，这也正是团队的运作法则。

4．为什么说企业文化可以催眠企业成功？

在现代企业管理中，人们越来越重视企业文化的作用。企业文化作为一种理论，形成于 20 世纪 70 年代末 80 年代初。第二次世界大战后，日本经济迅速崛起，令世人刮目相看。许多专家对其支柱企业的管理进行了研究，发现日本企业特别注重"人"，在企业里用某种方式把员工紧紧团结在一起，为了一个共同的目标而奋斗，从而取得了前所未有的惊人效果。

今天，"企业文化作为企业生存与发展的灵魂"已经在企业界达成了共识。当一种良好的企业文化建立起来的时候，人力、资源、制度等一系列的内容总能在变化中达到和谐，减少企业内因的负面影响，前进速度大大加快。

现在，世界五百强企业的员工人数大都在万人以上，并且跨越多个国家与地区，但却能够拥有同一个目标、遵循同一种制度——甚至是非常苛刻的制度。究其原因，无一例外地都拥有良好的企业文化。正是企业文化所提倡的价值观，将众多员工凝聚在一起，并以某种形式激发大家的积极性，在企业内形成强大的氛围，使刚加入的新人不由得被企业的价值观慢慢同化——这就是一种强大的催眠，类似于前面章节提到的"集体催眠"。

企业文化中必不可少的是企业的灵魂人物，他们是整个企业的精神榜样，为整个企业文化的催眠提供强化、促进作用。

世界零售业排名第一的沃尔玛就具有人们公认的优秀企业文化，无论顾客走进哪一家沃尔玛超市，都能感受到他们热情、周到、细致、诚恳的服务氛围。沃尔玛的创始人山姆·沃尔顿多年来一直是企业的灵魂人物，一手打造了整个沃尔玛的企业文化。下面让我们来看一下沃尔玛的企业文化是怎样催眠他的员工的。

沃尔玛有一个惯例，无论是普通员工上班还是高层开股东大会，在开始之前都要做体操与欢呼，告诉自己所做的事情就是第一。这本是山姆在一家韩国网球厂看到的，后来就发展为沃尔玛的"特色项目"。这就是沃尔玛催眠员工的第一招：每天早晨在工作开始之前都欢呼自己是第一，并且把这种观念与肢体语言嫁接在一起。我们在前面讲过，肢体运动最容易唤醒潜意识，于是充满热情的欢呼直接进入员工的潜意识，接下来他每做一件事情的时候，潜意识就会跳出"第一"与"热情"，这种念头每天都在催眠他，自然他就变成了充满活力、争取最好的人。

沃尔玛催眠员工的第二招在于为员工提供了清晰的模仿对象。我们知道在沃尔玛有许多世界级的明星人物，他们往往是公司的高层领导。而沃尔玛有一条制度是"任何一个员工都可以与领导直接交流"，这样一来，员工与成功人士的距离更加贴近，更容易模仿他们的言行（因为大家都希望成功），员工就被企业中的明星所催眠，想将工作做得更好。

催眠的第三招在于沃尔玛对每位员工的暗示都表示了对其个人的尊重。首先，该企业非常尊重员工的人格，领导与普通员工之间的气氛非常融洽，很少有等级的差别。高层领导之间也会像普通员工那样相互打赌，比如山姆还曾因此在大街上大跳"草裙舞"，并惊动了媒体，而山姆则趁此机会宣传了沃尔玛的独特之处。其次，沃尔玛的每位员工都会带有特制的胸牌，让每位员工时刻对自己充满自豪感。

沃尔玛非常鼓励员工之间的交流，经常会召开一些分享会，在员工之间形成良好的竞争、学习气氛，这就是沃尔玛催眠的第四招。员工之间良好的交流氛围有利于大家的成长，优秀员工的热情会感染身边的人，因为大家都希望成功。即使那些暂时落后的人，只要在这样的氛围中，就不得不成长。

在沃尔玛工作的员工都有机会参加公司组织的各种培训，这样的培训也就是催眠员工的第五招。培训中，员工除了学习各种销售、服务的技能之外，对公司的理念、背景、福利制度以及规章制度等都会有更多的了解和体会。当员工感觉到自己被尊重、被关怀，并且深深地享受这种感觉的时候，就已经被这样的企业文化进一步催眠了。

曾有一位经济学家在评论沃尔玛的成功时说："沃尔玛能够成为世界第一大零售商的最关键一步，则是完成对整个连锁网络的整合，通过富有生命力的企业文化和现代化的技术设备，沃尔玛总部能够高效地控制整个网络。"

在一个企业中，只有独特的企业文化才能让员工凝聚在一起，形成坚实的氛围与统一的价值观，使得企业的生命力更加长久。

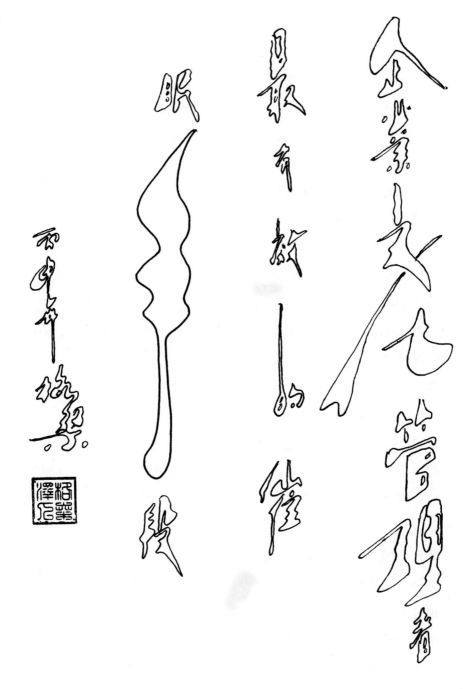

视野拓展：EAP 是如何应用催眠的？

所谓 EAP，就是 "Employee Assistance Program（员工帮助计划）" 的缩写。它始于 20 世纪 40 年代，其目的就是充分发挥心理学的作用去给企业员工和部门进行诊断，并为管理者和员工提供个人心理帮助和问题解决建议，从而消除员工的心理负担，促进企业的高效运转。目前，世界前 500 强企业当中，有 80％以上实施了 EAP 项目，也普遍认同 EAP 项目的作用：

（1）凭借专业的运作，使企业更具人性化，更能吸引优秀人才的到来。

（2）专业的测量评估使上司更容易掌握员工的心理状态，深层次地了解他们对于公司、岗位、薪资福利的看法。

（3）充分真实地掌握员工个人特色，并以此为依据，为他们安排最合适自己的岗位。例如，沉默寡言却认真细致的人，可能会被安排在品质检验的岗位上；乐于沟通的人，则会被放在与客户交往的最前沿。

（4）定期为员工舒压解惑，增强员工的幸福感。

（5）通过心理咨询，了解员工的不满和上司的困惑，站在一个起协调沟通作用的第三者角度，帮助上下级、部门与部门之间增强协作和交流，促使企业增强凝聚力。

这样一个看起来似乎是心理辅导的项目，其催眠要素在哪里呢？我们不妨来看一下 EAP 都采取了哪些措施来调整员工的心理。

首先是 EAP 专家的诊疗。领导者觉得团队中的成员需要进行心理调整或者员工自己觉得需要心理帮助时都可以申请专家的诊疗。在专家那里，员工可以把心中任何的不平衡，如对管理制度的不满、对薪资福利的不满或者是工作压力而导致的宣泄不足等全部释放出来。然后心理专家便会针对问题设计治疗方案和建议，并且针对该名员工的具体情况，与上司商谈改善措施，从而保证员工的心理问题得到解决。

在这样一个过程中，EAP 本身就是一种催眠。EAP 机构对于员工与公司间的矛盾进行了微观调控，让员工看到了美好的表象——自己再也不会害怕心理问题，有什么负担都可以找 EAP 解决。而这种表象又进一步化为员工对企业的好感——他们专门花钱设立这个部门、聘请心理学家，就是为了帮助我们获得舒适的工作环境……于是，在这样的想法下，员工们便被催眠，觉得自己的工作环境得到改善，公司大有前途，从而更加积极地投入工作。

其次，EAP 设立了许多让员工自己进行压力宣泄的设备与方案，比如舒压室——在一个小小的房间里，挂上几幅老板的画像，或者将管理者的头像印在一个大大的不倒翁身上，而墙壁上挂着飞镖和拳击手套……一旦走进这个房间，你就绝对知道自己应该做些什么。一顿飞镖狂扎和拳打脚踢之后，对老板、上司、公司的怒气便发泄殆尽，剩下的便是继续工作的积极情绪了。

这些心理疏导方案，首先引导员工进行自我催眠，把内心的不满转移到虚拟的老板、上司头上，让员工把积郁在心中的压抑用另一种不平衡的方式——暴力——发泄出来，从而达到新的平衡。更重要的是，在让员工进行自我催眠的过程中，公司已经把一种理念深深地植入员工的潜意识，那就是"平等与尊重"。员工在尽力享受肢体运动带来的快感时，已经被公司催眠了。

第八章　教育中的催眠应用

　　教育是一个使人们获得知识技术与能力的过程。当今的学生所享教育的条件、自主学习时间优于过去许多，那么教育、学习的效果是否要好于过去呢？答案并不是肯定的。越来越多的人对教育产生了比过去更多的困惑：父母的高要求、学校的应试教育方式、学习与社会的相对隔离……这些矛盾给学生与家长都造成了相当大的压力和困惑，人们开始寻找各种方式来缓解、规避这些问题。随着催眠这门学科的发展，人们发现，催眠技巧对于学习状态与潜能的开发，有非常积极的作用与意义。专家近些年的研究与探讨，也进一步证实催眠能够帮助人们更好地提升学习效果。

1．如何利用催眠提高学习兴趣？

　　学习是一个对未知知识了解、吸收、应用、内化，使之变成自己能力的过程。教育专家根据社会的需求和未来的发展，为学生设定不同的课程——这是一个面对整体人群的考虑。然而不同的学生，对不同课程的感受与接收是不相同的。一些家长、老师为了应试效果，强制学生按照他们的方式学习，从而导致部分学生对某些科目产生反感情绪。这种情绪进一步泛化，则使学生对学习知识失去兴趣，表现出厌学行为。这是因为在抵触的情绪下，大脑接纳性和吸收能力降低，屏蔽掉相关内容的吸收通道，学习效率也就大大降低。为了提高学生的学习效率，教育学家做了大量的研究工作，发现在催眠状态下，学习的效果有很大提高。

在催眠状态下的人能无条件地接收和服从催眠师的指令，在指令的引导下打开、释放心中淤积的情绪，嫁接新的愉悦情绪体验。基于这样的原理，在催眠中加入学习的指令，对学生进行引导，学生往往就能按照指令孜孜不倦地学习，即使是枯燥乏味的内容或学科也能认真对待。

在一般情况下，我们可以通过自我暗示不断地启发和训练学习技巧，培养学生对一些课程的感受性，增加学习的兴趣。接下来介绍的自我暗示方法，是一个催眠的过程，会在潜意识里形成稳固的神经链，帮助我们更容易地获得动力，不过需要长久的练习。

★ 让自己的身体放松，享受身体放松的感觉。交叉握紧双手、规律地呼吸都可以让自己较容易地进入状态。

★ 让自己进入冥想的状态。用自己能听到的声音对自己说类似的语言："我正在追寻这种快乐，我感受到了，体会到了，看到了，因此我拥有了，获得了。"

★ 开始给自己暗示，用回环重复的语言。比如："每当我躺下来享受这种感觉的时候，我的潜能将全部释放出来！我对所有要看的内容都非常感兴趣，因为我的思维在这种情况下非常活跃，我的情绪在此时非常高涨，我可以立即记住我想要记住的课文与单词！我就是这样爱学习的人，在任何时候，在任何一场考试中，我就是这样优秀的人……"

★　不断重复暗示，把注意集中在身体舒服的感觉上面。

★　用肯定的语言唤醒自己，如"谢谢你，今天我做了我该做的事情，我醒来之后会获得无穷的能量"。

视野拓展：催眠解除厌学烦恼（案例）

一个女孩，16岁，因为成绩不好，觉得自己学不会学校开设的科目，于是讨厌去上学，逃学、喝酒、上网成瘾。学校老师拿女孩没有办法，只好劝其退学——在接受治疗之前，她已经被两所中学退学。女孩平时与外婆住在一起，与父母很少交流，妈妈觉得女儿太贪玩，不争气，一直责骂女孩。在多方压力下，女孩变得越来越抑郁，对学习与生活失去了希望。

在了解情况时，从母女俩的讲述中，我发现造成女孩这种情况的原因有两部分。一是母亲的认知、价值观。母亲把学习的作用无限放大，觉得女儿如果学习不好就一切都完了。二是女孩对自己的认知。在母亲对自己单一评价的情况下，她自己也觉得学习不好人生就失去了意义。针对这两种原因，首先我对母亲进行了一次浅催眠，在催眠的状态下，帮助母亲纠正其对学习的看法以及对女儿厌学认知的因果关系——"因"是女孩觉得自己没法学好，"果"是女孩开始厌学。母亲很配合地接受了新的认知，开始用爱的语言与女孩沟通。

接下来要做的，就是对女孩的催眠。

女孩看到母亲被催眠的过程后，似乎变得很轻松，于是很快被导入到浅催眠状态。在催眠状态下，对她进行了三个层次的引导。

首先引导女孩讲出她心中的梦想。在引导之下，女孩描述了她未来成为护士的情景：穿着漂亮的护士服，为患者打针，安慰痛苦的家属……女孩描述着这些内容，脸上露出幸福的笑容。第一步效果非常好，于是接下来引导女孩自己觉得要成为护士首先得考上医学院，在这一环节中，尽量避开了上学辛苦的一面，让她想象在大学里上学的快乐情景。当女孩再次露出笑容时，开始第三次引导女孩，让她自己描述出要上医学院必须学习的内容。此时，女孩对学习的看法已经改变，接下来就是帮她确认自己的学习能力。在这种情况下，针对她最喜欢的古文背诵，引导她与我一起背诵她没学过的《阿房宫赋》。五遍之后，女孩把第一段背了下来，效果非常好。于是在催眠的状态下，肯定她的能力并向她发出新的指令："你做得非常好，醒来之后，你会发现其他所有的课程对你来说都像背诵这段古文一样简单，所有的科目都学得懂……"

这次催眠结束后，女孩不再逃学，开始认真学习，三年之后考上了一所大学。虽然最终没有选择读医学，却一直快乐地学习、生活着。

2. 怎样利用催眠提高学习能力？

人的潜能具有巨大能量，潜能开发已成为人们关注的焦点。经大量的科学实践证明，催眠在挖掘人的潜能方面具有不可比拟的作用。

我们学习的过程都离不开感觉器官对外界信息的感受、接收，这些感觉器官包括视觉器官、听觉器官、嗅觉器官、触觉器官等。不过事实上，在成长的过程中，我们每个人都会不自觉地选择使用一种或者两种感官。有些人习惯用图像思考，有些人对声音、语言接受能力特别强，有些人喜欢用感受作为思考的依据……这就在一定程度上限制了我们记忆、思考的潜能，而催眠技巧的应用可以帮助我们打开接收通道，实现多渠道、全方位接收信息，并取得良好的效果。

催眠不但能充分调动、激发人的潜能，还能提高人的想象力、理解力及反应速度。门捷列夫当初在寻找化学元素的规律时百思不得其解，以至吃饭、睡觉都在想着这件事，他的意识高度集中在"元素规律"这一个小范围内。朋友觉得他整个人都处于恍惚状态，于是邀他一起去打牌。在打牌的过程中，他依然在想元素的规律，结果在那一瞬间，随着纸牌的翻动，化学元素一下子整整齐齐地在他的脑海里排列——他终于发现了元素周期表！在这个过程中，没有人专门引导门捷列夫进入催眠状态，但是在意识高度集中的时候，他已经进入了自我浅催眠的状态中。

这样的例子其实很多，如德国的凯库勒发现苯环结构的过程、小约翰·施特劳斯创作《维也纳森林的故事》的过程……在外人看来他们呆住了，其实他们都处于浅催眠状态。在这种状态下，由于意识高度集中，周围与此无关的信息全部被排除在外，大脑中信息的调动与整合都在为一件事情服务，于是人的灵感与创造力达到了高峰。

这样的原理也可以为我们所用，如通过自我暗示，让自己身心合一。此时身体的感觉是放松的，在这种状态下做一件自己平日里觉得困难的事情，往往能迅速找到头绪与灵感。

有一位学生，一直对我上课时的一句话不理解，于是来找我询问。这句话是这样的："反听内视"，意思就是善于听逆耳之言的人是"聪明的"人，而经常自省的人是"明白清醒的"人。经过解释，学生对这句话的理解还停留在字面意思，于是我将他导入催眠状态。在催眠状态下，我引导他回忆自己一生中听到的最"难听"的话，帮助他发掘这句话中包含的正面意义。在我的解释之下，学生的面部表情相当激动——说明已经达到了效果。这时，再把这句话嫁接在暗示语中。当学生恢复正常状态时，他心悦诚服地对我说："谢谢老师，我明白了。原来道理只有在实践中应用时，才算真的听懂了。"这位学生在催眠之下不仅明白了这句话的含义，还悟出了新的内容。这就是催眠在增强人理解力方面的"神奇功效"。

视野拓展：催眠记忆法

记忆的清晰度很大程度上与记忆时的注意力密切程度有关——高度集中的注意力有助于信息的储存，能提高记忆的效果。通常情况下，催眠会使主意识范围缩小，让缩小的注意力集中在身体的某个点；当注意点转移到身体上的时候，身体就放松了——这个过程就是在训练注意力。在催眠状态下，注意力高度集中于指令内容，用这种集中注意力的方法，将分散的思维中有用的部分提取出来，淡化其他部分，便能产生积极有效的作用。

催眠状态下，首先应了解注意力分散的原因——例如噪音、周围人的打扰等，通过分析、解释后进行有计划的矫正训练。可采取瞬间数字或符号显示训练注意力，也可选择阅读并将标点符号读出、背诵数字、听讲故事等训练方法，亦可以在自我催眠的状态下加入常规的记忆法。

比如，在催眠状态下用空间记忆法：第一步，用自我暗示的方法让自己完全进入熟悉的空间，如卧室、客厅等；第二步，用声音暗示自己把要记忆的内容放在相应位置，比如把光的反射定律与照镜子的过程联想在一起，按照顺序把元素周期表中的元素放进冰箱的格子里；第三步，不断地重复想象整个过程，让自己的感受越清晰越好。

经过试验证明：在催眠状态下，常规记忆法的效果可以达到通常状态下的几倍。类似的，还可以在韵律法（把文字内容按照有规律的节奏记忆）、形态法（把记忆的内容无限放大）等常规记忆法中加入催眠的要素，以取得良好的效果。

3. 怎样在催眠状态下矫正不良习惯?

由于每个人的先天素质和所处的社会环境各不相同，心理活动状况也千差万别。对于受教育的学生来说，生活条件、教育影响、社会地位、实践活动等方面的差别会在人的潜意识里留下不同的信息，我们就是靠这些信息对外界进行判断。如果一个人的大脑里收集与确认的是负面信息，在生活中会产生不良的习惯；反之则会表现出适合学习、生活、工作的习惯。这些负面的信息有些是学生自己能找到的，而有些则隐藏在大脑的潜意识中。隐藏在大脑的潜意识中的负面信息仅仅通过一些不良习惯表现出来。这些习惯对于学习的质量或者是个人身心的健康都会产生不利的影响，催眠对于矫正这些不良习惯有着较好的效果。

在催眠的状态下，调整不良习惯的方法主要是在调适不良情绪的基础上建立新的行为模式和语言习惯并形成新的习惯。运用语言的技巧对不良习惯进行分析、解释，然后针对不良习惯造成的信息反馈逐一剖析，使被催眠者充分认识不良习惯所导致的后果，最后嫁接对这种习惯的痛苦情绪，使其改掉该不良习惯。

事实上，改变一个人在长期生活实践中逐渐养成的习惯是一个十分艰难的过程，人们常常需要他人的帮助和监督才能够逐步矫正。然而在催眠状态下，矫正的效果大大提高，甚至部分人可以通过催眠立刻改变。个别矫正效果不好的人，可以首先在专业的催眠治疗下改变认知，然后通过自我催眠，逐步建立新的、良好的行为模式。在这个过程中，催眠只是一种辅助性的治疗方法，一般由训练有素的催眠师负责施行，个性倾向改善后，重点是自我催眠巩固和稳定获得的效果。一般来说，催眠矫正不良个性有以下几个步骤：

第一，全面了解被催眠者不良个性形成的基础和原因。

第二，测试被催眠者的个性特征。

第三，在催眠状态下对被催眠者的现象进行分析。

第四，找到双方共同认知的地方，提出指导性意见。

第五，将问题具体化、形象化、视觉化，让被催眠者有切身的体会。

第六，提出建议，让被催眠者选择可以改变的方法，将其认定的方法变成行为，在感觉中重复，让它变成习惯。

第七，语言暗示被催眠者这些行为已经伴随他很久，帮他确认。

第八，唤醒被催眠者，给这些行为一个名称。

第九，告诉被催眠者在觉醒状态下自我催眠的技巧：有意识地重复这个名称，每当他说出这个名称时，新的行为就会启动，在重复中形成新的习惯。

下面是我处理过的一个真实案例：

有一个男生，讲述了他为之痛苦不已的一个坏习惯：衣服脏了他不马上清洗，总习惯把脏衣服堆在一起，等到没有衣服可以换的时候，就在脏衣服里挑出比较干净的来穿。每隔一个月，男生不得已才洗一次衣服。这样的坏习惯一直困扰着他，他自己也觉得非常痛苦，但就是无法摆脱。

当时是在上课，他的感受性很好，我现场将他导入了催眠状态。在催眠的状态下，他告诉我这其实是一个让他痛苦的习惯。第一步，我认同了这种感觉，并且从另一个角度扩大他的这种痛苦。首先，我告诉他脏衣服里有人身上脱落的皮屑，是螨虫滋生的最佳营养品——这时，我在黑板上画了一个大大的螨虫的形态。接着我告诉他螨虫在搁置的脏衣服里以几何级数的速度生长繁殖，一天之内就会有几千万个螨虫活动在脏衣服里——这时，他已经不说话，脸上是惊异的表情。第二步，我问他："这时你又把脏衣服穿在身上，会发生什么事情？"男孩不回答，撇着嘴表现出恶心的样子。第三步，看到他的表现，我马上告诉他："这些螨虫将在你的身上爬来爬去，爬来爬去……"此时，场下的学生发出受不了的声音，男孩脸上表情复杂，手还偷偷伸向后背抓了抓。此时，前面的效果已经达到，于是第四步我问他："那么，你接下来怎么办呢？"他立刻回答："马上洗衣服，老师，我下课之后就回去洗！"第五步，我告诉他："对啊，你洗了衣服之后，下次穿在身上会感觉到太阳的味道。想一想，自己全身都是太阳的味道，是多么爽的感觉！"此时，男孩脸上放松，露出享受的表情。第六步，我暗示他："非常好，你一定会在下课之后马上把衣服洗掉，无论遇到其他什么事情，因为你要享受太阳的味道，太阳的味道……"后来这个男孩告诉我，他已经改掉了那个坏习惯，每次洗衣服时都会想起我说的"太阳的味道"，觉得洗衣服其实是件快乐的事。

在这个案例中，我通过上述六个步骤，成功地帮助男孩改掉了不良习惯。在面对不同的案例时，这六步的操作须因情况而异。催眠本无定法，达到效果即为最佳方法。

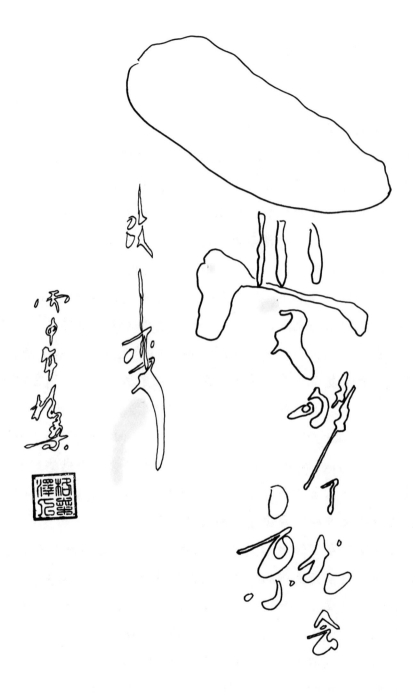

你

正在被催眠

148

视野拓展：什么是"过去－现在－未来"技巧

"过去－现在－未来"法是得觉催眠中一个重要的工具，经常用来帮助来访者改变处境，摆脱痛苦。这个技巧将来访者的状态分为"过去""现在"和"未来"三种，三者的关系是：人活在"现在"，"过去"虽然已经结束但决定了"现在"，而"未来"是在"现在"的决定里。

我们知道，当感受到痛苦的时候，痛苦的事件已经发生了，成了"过去"——人之所以痛苦就是还处在"过去"的角色中。此时"过去"的角色覆盖了"现在"的角色，我们要做的就是增加新的角色看点，"得觉"通常会使来访者进入"未来"的角色里，因为人总是愿意"明天比今天更好"，所以"未来"的角色可以带给来访者快乐、成功的画面，用这样的画面来引领来访者，他就会从伤痛、无助的状态中走出来，为"未来"的角色做好"现在"的角色。因此，应用这个技巧有以下几个步骤：

第一，帮助来访者确认他是处于"现在"的状态里，使来访者认识到"现在"状态里的他需要为"未来"的快乐而做出改变，此时已经将来访者导入浅催眠状态。

第二，将来访者带到"过去"的位置，再次体验痛苦。

第三，将来访者带到"现在"的位置，引导他做出改变的计划。

第四，将来访者带到"未来"的位置，引导他想象改变后的好处，不断确认改变。

第五，回到"现在"，再次确认。

4．如何利用催眠医治失眠？

在现代越来越大的工作压力之下，很多人感到时间不够用，熬夜几乎是家常便饭。加上压力引起的焦躁等负面情绪，越来越多的人开始承受失眠的痛苦。在这种情况下，人们多么希望有一种办法可以在短时间里获得最好的休息。

心理学家经过探讨与研究，发现应用催眠可以帮助人们解决失眠的问题。下面我就为大家介绍催眠在治疗失眠方面的实用技巧。

失眠大部分原因来自情绪，而催眠很容易处理情绪。失眠的人在睡觉前的自我对话已经形成了一个固定而消极的模式：每当要睡觉前，失眠的人总会产生焦虑的情绪，诸如"今晚上又没办法睡着了""今天晚上该怎么办呢？"这样的思维习惯相当于在不断地暗示自己"睡不着"。有时候，失眠的人自己也意识到这一点，并告诉自己："不要这样想了，不会睡不着的……"但往往没有用，因为这样的思维习惯是没有办法阻断的，唯有将这种思维习惯加以引导，用新的思维模式代替旧的模式才能根治失眠。在治疗失眠时，我通常采用以下方法，并取得了良好的效果。

★　接受患者的思维模式，引导他带着自己的思维往前走。"今天晚上，你已经无法睡着了，但是你睡不着的时候，你会想些什么呢？"

★　顺着患者的思维，进一步引导患者进入放松状态。"想什么事情可以让你在睡不着的这段时间里感到放松呢？"

★　然后按照通常的暗示引导患者放松，直至进入睡眠状态。

整个治疗的过程可以由专业的催眠师来引导，也可以进行自我催眠。下面是我处理过的一个案例：

　　某医院院长，因为工作的原因每天生活在焦虑的情绪当中：担心患者的情况，害怕医院陷入医疗纠纷，忧虑医院的人员管理情况……这些忧虑的事情一直折磨着他。在找到我之前，他患失眠症已经九年了，痛苦不已，记忆力减退，没有精神，医院的工作几乎没办法再做下去。

　　我对这位院长前后进行了三次催眠。第一次，我对他的认知进行了处理。将他导入催眠状态后，首先，我告诉他情绪来自个人的看点，也就是暗示他了解自己的处境——他其实一直在为没有发生的事情焦虑。接着，我引导他把注意集中在如何应对这些令他担忧的事情而不是事情本身，给出"建立危机干预系统"的建议，他欣然认同了这一建议，于是渐渐开始放松。然后，我引导他思考这样的应对给他带来的好处，在反复引导后，他认为从此以后医院将建立更完善的管理制度。这次催眠后，由于认知的改变，这位院长焦虑的情绪已经消除，于是我对其进行了第二次催眠。在第二次催眠中，我用上面所说的步骤，很快将他导入睡眠状态中，醒来之后他告诉我："我九年来第一次睡得这么舒服！"第三次催眠就是对他新的认知与良好睡眠感觉的巩固。经过这三次催眠治疗，那位院长把医院管理得井井有条，晚上倒头就能一觉睡到天亮。

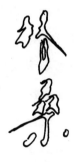

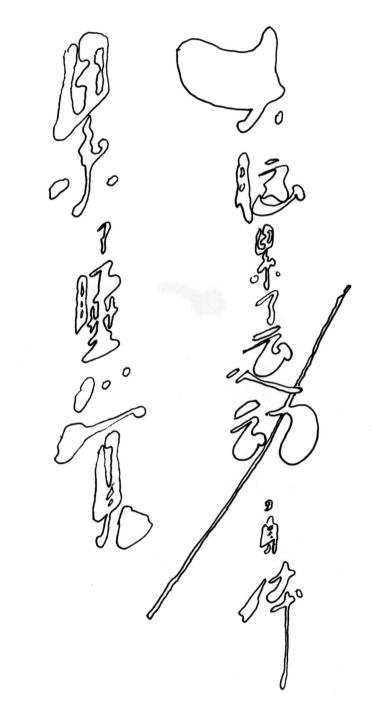

视野拓展：催眠补偿睡眠时间

许多人觉得只有睡眠才能叫作休息，这其实是对"休息"的误解。对于人体来说，休息分为大脑休息与身体休息。大脑其实是一直在工作的，哪怕是在我们睡觉的时候，大脑中停止工作的也只是主意识部分，潜意识一直在工作。而身体在工作一定时间之后需要通过睡眠来休息，也就是说睡眠休息的主要是我们的身体。很多人在几个小时的睡眠后有头晕的感觉，通常会觉得是因为没有睡好，但研究发现：身体累了只需要休息 3～5 个小时就已经足够，头晕是大脑没有休息好所致，此时需要的是运动——这就是晨跑之后人的精神特别好的原因。而那些没有睡好感到疲惫的人，是因为身体用情绪在狭小的床上做了一晚上的造型，搞得自己疲惫不堪，当然第二天醒来觉得累。

因为对睡眠的认知误区，我们往往给自己设置了一个前提："我一定要睡够××小时，否则精神就不会好。"在这样一种认知之下，我们醒来之后，身体的感觉就被自己假设的认知评判，带给我们相应的情绪。催眠补偿睡眠时间的作用首先还是对我们认知的改变。针对这种情况的暗示方法有多种，下面举一例说明。

★ 在睡觉前，躺下来用上述技巧放松自己的身体。可以让自己四肢先紧张十秒再放松。

★ 给自己一个暗示："我会休息得特别好，我睡三个小时体力就会完全恢复，我睡三个小时比别人睡八个小时效果都好……"可以用嘴巴念出声来，让自己的耳朵听到。

★ 调整自己的呼吸，让呼吸配合某个单调的节奏，如雨滴声、风声，或三步舞节奏。例如：蹦擦擦—吸气—蹦擦擦—吐气，反复体验身体的感觉，只要放松 3～5 个小时，身体就休息好了。

　　★用自己能听到的声音不断重复上面的暗示，身体享受呼吸舒服的感觉，渐渐进入睡眠。

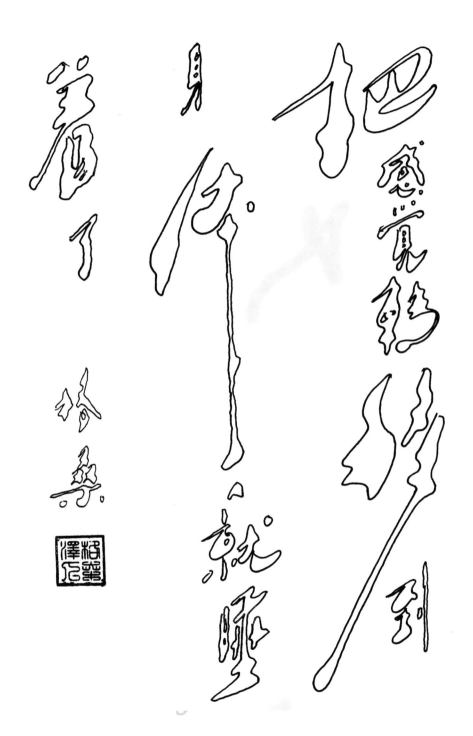

第八章 教育中的催眠应用

第九章　治疗身心疾病中的催眠应用

　　精神与身体犹如人生命的双腿，任何一方出现问题，整体的功能都将受到严重的影响。在前面的章节中，我们讲过人的潜能无限，这样的潜能在面对身体机能出现障碍的时候，也同样有着强大的力量使机体恢复正常。然而事实上，人们的疾病更多是因为在面对种种社会压力时，潜意识受到刺激而导致了机体生理功能的紊乱。我们把这些包含社会因素的疾病统称为身心疾病。

　　现代医学的发展使大量的疾病都有了相应的医药治疗措施，但人们依然发现，许多病症只用医药治疗收效甚微，必须对病人配合心理治疗才能取得更好的效果。催眠作为一种与潜意识沟通的方式，对身心疾病的治疗有较高的应用价值，因此越来越受到人们的关注。

　　我个人有十年的临床医药治疗经验，对于各大疾病有着系统而详细的了解，而当我将催眠的技巧应用于身心疾病的治疗后，发现治愈效果大大提高且治愈时间大大缩短。并且，在生活中，一些已经被医药治疗定论为无法治愈的病症，却可以通过对患者潜能的开发，恢复其机体的功能。

我的母亲就是其中一例。我的母亲 81 岁那年摔倒后瘫痪在床，基本的生活无法自理，我用催眠术结合藏药对母亲进行了治疗。尽管她脊椎椎骨被压缩成楔形骨折依然没有改变，但是能够行走自如，饮食、精神与健康状况相当好，快乐地活到 91 岁去逝。

催眠疗法的关键在于对患者心理与病症关系的把握。将患者导入催眠状态之后，根据患者心结所在的过往事实，通过恰当的暗示语言以及其他的行为疗法，找到患者的动力点，激发他固有的能量以调整身体的状态，从而达到治愈的效果。在配合医药治疗的情况下，催眠疗法不仅对神经性疾病以及心理疾病有着显著的疗效，而且可以应用到医疗的各个方面。

1. 催眠治疗呼吸系统疾病

我们的呼吸受心理变化的影响非常大。从医学上来讲，呼吸是由自主神经和中枢神经控制的，精神活动的改变将会直接带来呼吸的变化。我们在生活中有亲身的感受，比如心情平和的时候呼吸均匀缓慢，心情不好的时候呼吸沉重甚至感觉胸口压了一块什么东西，心情激动的时候呼吸急促。呼吸系统的一些疾病与精神变化有着密切的关系，比如支气管哮喘等，这样的疾病大都不容易痊愈，需要患者在生活中自我调适。催眠则可以帮助患者减轻病痛，或者在其他药物的配合治疗之下使患者痊愈。

哮喘病的发作一般是因为遇到了过敏源，比如花粉、牛奶、鱼虾等，或者是冷热空气、病毒等，引起呼吸道平滑肌收缩、血管扩张、黏膜水肿，最后导致症状发生。同时，精神活动会影响呼吸系统的功能，就是我们所说的心理因素。许多研究表明，一些负面的情绪如焦虑、紧张、恐惧、愤怒等都会导致呼吸加快，自觉呼吸紧迫，从而诱发或加重哮喘。所以催眠治疗的过程更多的是一个调适身心状态的过程。

治疗的时候，通常首先在催眠的状态下告诉患者哮喘的发病原因，特别嫁接"发病"与"情绪"之间的关系，唤醒患者自我调整的意识，然后通过催眠或自我催眠改变患者的不良情绪，让其身心放松，使之处于情绪平和、稳定的状态，这样病痛就会减轻或者稳定。另外，最重要的是改变与哮喘有关的不良习惯。

由于遗传，笔者本人也是哮喘病患者，在治疗的过程中配合使用催眠技巧，效果相当好，在这里就作为案例与各位读者分享。

第一次发病是在我读大学时。成都的冬天多雨少太阳，空气非常潮湿。那年寒假结束后回到寝室，整个寝室又阴又湿（我们住一楼），所有人的被褥表面都发了霉。大家把床单、被套换掉，被褥拿出去晾晒，但是在当时的天气情况下，根本无法完全晾干。晚上睡觉的时候，我喷了花露水来掩盖寝室里的霉味。结果自那晚后，寝室里两位同学得了荨麻疹，而我开始持续地咳嗽。用药半个月之后，我去医院检查才知道因为那晚寝室里潮湿、霉菌以及花露水的刺激，诱发了支气管哮喘。之后，每年开春的时候，我的支气管哮喘总会发作。

那个学期接下来的日子里，我几乎每天都在哮喘的痛苦中度过：每天晚上只要一爬上床就开始犯病，呼吸相当困难，忍不住张开嘴不断地用力呼吸，胸口闷胀无比，嗓子里不断传出哨子吹出一样的哮鸣音。这种状态一直持续到凌晨两三点钟，才因为身体疲惫不堪失去知觉，清晨四五点钟再次醒来，一直痛苦到天亮。

在那半年中，我采取了各种各样的方式治疗，收效甚微。由于疾病，每天早晨的课程我都无法正常进行。在各种压力之下，我的情绪变得偏激与焦躁。后来渐渐习惯了这种生活，我开始尝试用气功调整自己的状态。每天早晨四五点钟醒来后，我就到操场的银杏树（银杏树有利于治疗哮喘）下开始练功。在早晨冰凉却分外舒适的空气中，我闭上眼睛让自己的心安静下来练气功。

那真的是一种美妙的感觉：手臂回旋之间隐约感到气息的流动，从一只手臂流过身体、胸口、肩，再从另一只手中传出去，传递到身边的银杏树。整个过程中，我的思维一片空白，一心体验气息流过身体的感觉——其实这已经是处在催眠状态中了，只是我当时不知道而已。练了一段时间后，哮喘的症状逐渐消失，第一次哮喘终于痊愈，而我对于气息的感觉也变得相当灵敏：将银杏木、香樟木、柏木放在一起，我可以闭上眼睛通过气息的感受毫不费力地将三者分辨开来。

得哮喘病后我开始接触催眠，知道了潜能的力量可以控制哮喘，于是正式开始使用催眠的技巧治疗哮喘。

第一步，呼吸的调整。通过特定的坐姿与呼吸方式，一方面使自己进入催眠状态，一方面使自己快速放松，使呼吸处于一个相对均匀、平稳的状态。

第二步，冥想。此时胸口会感到有些闷，我告诉自己："虽然我还能感到些许不舒服，但是比以前好多了。我的身体，正一点一点地从不舒服的感觉中走出来，感到舒服与放松……"经过反复暗示，胸口感觉彻底放松，似乎没有了憋闷感。

第三步，应用"过去—现在—未来"的技巧。我开始回忆在过去那些健康的岁月里，我如何每天打完两场篮球之后还可以拿下800米冠军。我把这样的感觉带到了未来，告诉自己的潜意识：

"我本来就是那样的人，过去可以，未来也可以。"接下来心中就会产生一种感觉："现在，身体的感觉其实非常好，轻松而健康。"

每次感到哮喘要发作的时候，我就会用这样的催眠技巧来调适自己，渐渐地，我摆脱了药物治疗。现在，我的肺功能依然完好，并且在哮喘发作的时候，我可以连续三天进行集训式的激情演讲，并且每天只睡四个小时。

视野拓展：调养身心，从呼吸开始

多数时候，我们会遗忘身体时刻进行着的活动——呼吸。呼吸是我们与自然界进行物质、能量交换的通道，同时也是调节身心运转的最基本方式。美国十所著名医学院（包括普林斯顿大学、哈佛大学等）"整体疗法"项目的研究显示，若心脏移植手术的患者注意自己的呼吸、关注心脏的跳动，其生存的希望会提升 50%。

不妨感受一下呼吸的频率：吸气，想象一缕干净、清新的空气慢慢流过你的鼻腔、胸腔，把氧气带给你的每个细胞；吐气，想象身体细胞内产生的所有不好的东西汇聚起来，随着气流排出……像这样，当我们尝试去注意自己的呼吸时，是不是仿佛感到意识收回了警惕目光而开始关注内心的感受？是不是感到紧绷的身体逐渐放松且有说不出的舒服感？

现代流行的各种养生方法，如瑜伽、太极、冥想以及单纯的自我催眠，第一步都必须调整呼吸。因为我们没办法控制心跳、肠蠕动以及盆腔器官，可呼吸的快慢、深浅是可以控制的，而呼吸的这些改变能够间接地改变心、脑、肾、肠的功能，因此呼吸是主动调节内脏功能的唯一桥梁。这也是古往今来人们为什么用调息养身的原因。我们在工作、忙碌时，也可以通过呼吸随时调整自己的身心状态。呼吸训练的方式主要有两种：顺式腹腔呼吸法和逆式胸腔呼吸法。

顺式腹腔呼吸法：吸气时将气吸到腹部，腹部微微鼓起，胸部向内收缩；轻轻静止几秒钟，然后吐气；吐气时腹部慢慢收回凹陷，胸部放松。这种呼吸的目的在于获得心情的平静，练习时闭上眼睛，想象放松的画面，呼吸缓慢、均匀。

逆式胸腔呼吸法：吸气时将气吸满胸腔，腹部收紧；将胸腔的气下沉至下丹田，略微静止顺势吐气；吐气时胸部收回，腹部放松。这种呼吸方式可以在短时间内补充身体能量，让人有焕然一新的感觉，练习时流畅自然，以舒适为主。

还有一种方式：把吸入的气分成十份，第一次凸腹部吸七份，停两秒钟，再凸腹部吸余下三份，然后一次性缓慢呼出。顺序是吸—停—吸—呼。这个方法对于缓解疲劳、调节内脏功能、养身非常好。

第九章　治疗身心疾病中的催眠应用

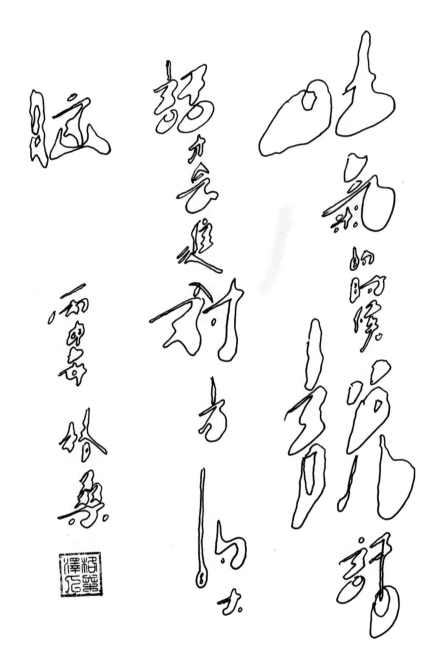

2．催眠治疗性功能障碍

　　性是人的一种本能需求，不仅是为了繁衍子孙，更能够带来身心状态的平衡。然而性又是私密性极高的行为，特别是在中国传统文化的影响下，性被看作万恶之源。现代社会人们能够科学地看待这个问题，但很多人在潜意识里对其仍会有一种罪恶感或者抗拒感，因此会不自觉地压抑自己的性需求。生理的需求与意识的躲避是矛盾的，这样的矛盾会带给人们心理上的压抑，而这种压抑又会影响生理上的变化。在这样一个恶性循环中，人的身心失衡，就会产生一些性功能障碍方面的疾病。

　　导致性功能障碍的因素一般包括生理和心理两部分。生理因素是指性器官发育不良或者是发生了某种病变而导致的性功能障碍，而心理因素则包括人受到的精神创伤、情绪、对性的认识等。据一组调查数据显示，阳痿患者中 80％～90％ 是心理因素导致的。许多人或许会感觉到，身体的其他功能我们可以通过意识来控制，比如活动手脚，但对于性行为，意识却似乎失去了作用。那是因为意识能够控制的是骨骼肌，而性器官中有很大一部分由平滑肌组成，所以性器官的活动直接受精神活动的影响。

　　导致性功能障碍的心理因素大概有以下几类：一类是在发育的时候受到刺激或创伤，潜意识中对性行为产生了阴影，导致性生活不畅；第二类是初次性交的失败；第三类是情感因素，比如焦虑、内疚、孤独或者是夫妻之间缺乏信任与爱；第四类是由于缺乏性知识导致对性的排斥。看得出来，对心理因素引起的性功能障碍，只要通过某种方式打开患者的心结，让其在潜意识里对性产生悦纳，相信自己一定能够享受性的欢乐，障碍就会消除。而在催眠的状态下又最容易与潜意识沟通，那么对于心理因素引起的性功能障碍，催眠疗法自然相当有效。

催眠治疗的方式大概是这样的：首先，在催眠的状态下找到患者的心结所在，然后进行相应的疏导，释放压抑的能量，舒缓情绪，减轻不适感，与患者的潜意识达成一种默契。（可以使用这样的引导语："过去发生了什么，都已经过去了，今天无论怎样都会找到比昨天好一点的地方。"）接着，引导患者放松心情、摆脱焦虑，并且在想象的状态中重新体验性的美好感觉。帮助患者确认这样的感觉之后，催眠师给予暗示，使患者能够在真正发生性行为的时候保持愉悦的状态。

下面是我处理过的一个案例：

林先生是经朋友介绍来到咨询室的。外表看起来非常强壮的他在阳光下略带害羞地向我讲起他的烦恼：结婚五年的他看起来拥有一个幸福的家庭，但是却始终无法与妻子享受亲密的感觉，每个月顶多有一两次房事，还是匆匆了事，夫妻关系因此变得万分紧张。

我问他："那么，以前你有过哪些记忆深刻的性经历呢？"

他摇摇头，讲述了曾经的一段往事。几年前，林先生与他的初恋女友在一起时，有一次两人忍耐不住激情，发生了性关系。但是林先生毕竟是第一次，没有任何经验与技巧，心里特别紧张，结果没有成功。扫兴之下，女友抱怨他："原来你不行啊！"从此之后，每次要进行房事的时候林先生就特别紧张。他曾经不断告诉自己是可以的，但是不幸的是几乎没有再表现出男人的雄风。

了解情况之后，我建议他用一些视觉的刺激来确定病因，结果发现他并没有器官性的病变，也就是说林先生的问题完全在于心理因素。于是，我决定对他进行催眠治疗。

我用"得觉催眠"将其迅速导入催眠状态，然后对他发出指令："现在，你又回到了当时与你初恋女友亲密的场景……"林先生的眼珠迅速转动，眉头紧皱，我继续发出指令："现在，请你向我描述一下当时的情景，可以讲出来也可以在心里悄悄地讲……"

林先生犹豫了一会儿，慢慢地向我描述当时的情景，他很紧张地说："我很害怕我立不起来……"

我打断他："林先生，现在请你感受一下身体的感觉，都有哪些地方不舒服？"

他慢慢地说："喉咙、手臂、膝盖……"

"最不舒服的地方是哪？"

他想了想："膝盖。"

"好，我现在将手放在你的膝盖上，传递爱的能量给你的膝盖，你会感到很舒服……是吗？"我轻轻地抚着他的膝盖，他慢慢地点点头。

"现在，这种舒服的感觉慢慢地流向你身体的其他部位，任何不舒服的地方已经正在感到舒服……我将会从三数到一，当数到一的时候，舒服的感觉弥漫着你的全身。这时，请你点点头。"

当我数到一的时候，林先生微微地点了点头——催眠的效果非常好。我继续暗示他："以前的经历已经结束了，现在你已经非常懂得技巧，你很放松，马上就可以感到勃起的感觉……"

暗示很快起了作用，于是继续："你现在可以与妻子尽情地享受激情的感觉，那种感觉是怎样的呢？"

林先生的呼吸变得急促，看得出来他已经产生了兴奋。

"对，就是那样美妙的感觉，你将会一直享受。等今天你离开这里见到妻子的时候，这种美妙的感觉会再次弥漫你的全身，而你将与你的妻子一起享受这样的时刻……"

进行唤醒前的暗示之后，林先生逐渐从催眠中醒来，他"感觉好极了"。

随后我与林先生的妻子进行了沟通，指出只有双方默契配合才能帮助林先生从困境中走出来，他的妻子自然愿意全力配合。于是，经过两次催眠治疗后，林先生与妻子的性生活恢复了正常。

视野拓展：两性关系的"对象"与"同向"理论

爱情的发生，是独自行走于茫茫天地间两个人的邂逅，然后建立新的、复杂的联系，就像两个人紧握并且交叉的双手：当两人相互欣赏、享受对方时，双手紧握交叉而立，既保持一定的距离又感受着彼此身体的愉悦；而当两人一起向前走时，交叉的双手会让彼此感到别扭，此时两人一前一后同向向前，既不松手又不交叉双手，彼此就能和谐相处、相互促进。

对象（即满足生理的感觉）：视觉——容貌、衣着、气质决定着我们给人的第一印象，两双眼睛相互对视的瞬间，第一印象几乎就可以决定两人能否产生爱情的火花；听觉——韵律、音色、音调、速度等因素决定着声音的特点，声音带来的感觉往往可以显示两人关系是亲是疏；嗅觉——身体的味道最为特别，爱情最容易绽放在荷尔蒙的气味里，无论香与不香，亲密的爱人总深深地迷恋着彼此的味道；触觉——亲密关系到达一定程度，两人通过触摸、拥抱、亲吻等方式，感觉对方的体温、力量、呼吸韵律，此时两人的相互认识已经有了飞跃；性的关系——方式技巧、生理的周期、生殖器的大小是否匹配等，这是两性最亲密的关系，不仅仅需要身体的配合，更需要心灵的契合。

同向（即追求精神的满足）：和谐的爱情与婚姻要求两人有"三同"，一是同德——品德相同，愿在同一个系统里生存，为同一个目的而努力，这里谈到的同德更多侧重于男女双方的道德水准、思想品质和德行修养；二是同值——"值"指的是价值，包括价值观、爱情观、金钱观和世界观等，是对世间万物意识层面上的认知度和理解度；三是同志——男女双方有共同的志向、人生目标和人生追求。这里所谈到的"同"并不是要求男人和女人的思想行为等完全吻合，而是大致方向上的统一。

满足了"对象"与"同向"关系的婚姻称为"合一型"婚姻，这恐怕是我们每个人都羡慕的境界了。现实生活中，完美的爱情与婚姻自然万分难求，我们可以给自己一个寻找的标准："对象"关系中选择自己认为最重要的三项，"同向"关系中核心把握同值，然后两人在相处的过程中慢慢磨合。由"不和"到"和谐"的过程是我们成长的过程，也是一辈子经营、修炼、接纳、享受的过程——也就是"家"的功效，让身体有安全感，让精神有安全感！

3. 催眠治疗神经症（抑郁症、强迫症、癔症）

在现代生活、工作等各方面的巨大压力下，神经症的发病率越来越高。神经症，又称神经官能症，是一组精神性障碍的总称。简单说来，就是由于欲求不满、压抑、强烈的不安定感所产生的情绪紧张，而衍生的不适应症状，包括过度烦恼、紧张、焦虑、恐惧，或者是出现强迫行为，有些癔症体质的人会出现功能性障碍。很明显，神经症是一组与心理因素密切相关的疾病。随着催眠疗法被人们逐渐重视，现代治疗中采用催眠治疗神经症的概率正在提高。本节将以抑郁症、强迫症和癔症为例，向读者介绍催眠在这方面的应用。

（1）催眠治疗抑郁症

抑郁症亦被称为"心境恶劣障碍"，最突出的特征为持久地陷入情绪低落中不能自拔，表现为焦虑、身体不适，大都伴有身体障碍，如头痛等一些慢性疼痛。抑郁症患者的自我评价非常低，生活、工作中非常计较自己的得失，人际关系障碍、消极观念经常存在，容易做出消极、过激行为，也很少参加运动，体重下降。"凌晨难过得要命，早上难受得要死，中午还算能过，下午基本正常"，出现这样晨重午轻的节律变化。抑郁症发病的原因一般有心理原因或社会原因。当一个人在遭受生活重大创伤的时候，心境会急剧出现悲伤、苦闷、失望等负面情绪，内心的自我对话（"自我对话"技巧详见第四章）处于强烈的否定状态。"自"与"我"一致认同负面情绪，潜意识始终无法走出这种状态，导致个人对自己与世界的评判降到底端，于是行动退缩减慢，使自己处于严重的封闭状态，甚至觉得自己没有办法在世界上存活下去。

抑郁症患者的认知存在严重偏差，潜意识的能量非常强，一般通过直接改变认知而改善其行为的方式不太有效。关键问题在于如何打破抑郁症患者自我认识低下的状态。我通常从嫁接新的语言模式开始，帮助他们恢复自我认知。一般情况下，经过第一步后，再通过接下来的步骤，并配合其他方式的治疗，进行三到五次催眠就可基本治愈。

下面是我治疗过的一个案例：

一位来自某学院的同学，女，21岁，由于遗传原因，其本身就是易受负面暗示的抑郁型体质。进大学后，家庭的经济情况和学习的压力使她长久地处于强烈的抑郁状态——每天大多数时间情绪低落，把自己关在蚊帐里，不与寝室的同学做任何交流，也不愿意出去上课。到了晚上，她严重失眠与头痛，早晨来临的时候她开始处于一种莫名的焦虑当中，非常痛苦，学业难以进行。该同学认识到自己的状态每况愈下，于是去医院看病，医生确诊后开了大量的抗抑郁药。服用一段时间后，症状依然得不到缓解，在这样的情况下，她找到了我。

第一次的交谈，我还是以认知治疗法入手。出人意料的是，该同学对她目前的想法、情绪、行为间的因果关系十分清楚。她在清晰地分析了现状后沉痛地告诉我："老师，我们家的情况那么差，我的身体这么差，学习也一塌糊涂，现在又得了病，简直不知道该怎么活下去！"

这里用认知交谈的方法，不需要有什么成效，因为她的认知对话能力很强，用这种方法只是了解她的思维模式、语言模式以及自我接纳程度，并根据这些情况与她建立良好的沟通关系。最后她走之前，我们签了一份协议：每天从早晨5点到中午12点的时间段里，她自己选时间在偌大的校园里走一圈，边走边轻声倒着念自己的名字，找到我在各处画的特殊图案，并向我电话报告。这一约定她遵守得很好，五天之后，我们进行了第二次交谈。

第二次我让她描述了自己的郁闷心情，然后在这些语言后面加上了积极的后缀，并且在催眠状态下让她体验这种感觉（注：抑郁症患者不宜赞美，只需要确认就可以了，赞美对他们来说过了一点，反而不会相信）。比如她说："我早晨很痛苦啊！"我说："我早晨很痛苦啊，但是比五天前好多了！"由于第一次的约定她完成得相当好，所以我略加鼓励，她便认同了这种感觉。于是我发出指令让她把自己心情不好的语言写下来，加上"后缀"，晚上睡不着的时候念给自己听。这样又过了五天，我们进行了第三次治疗。

在第三次治疗中，我首先让她对自己前十天的表现做出评价。

我问她："请问，如果让你评价一下这十天的状态，你会用'我很好''我不错'还是？"她说："我不错。"

我说："'不错'这个词有点模糊，怎样不错？"

她想了一会儿，说："那我选'我很好'。"

本来我是要让她把"不错"具体化，然后再进行引导，没想到她很容易地就选择了"我很好"，于是我把她导入催眠状态。在催眠状态中，我采用"面膜对话法"建立她与潜意识新的对话。

我让她把自己的脸"取"下来与她面对面，然后让她对自己的脸说："亲爱的×××，你很好！"

"脸"回应说："Yes，×××，你很好！"

接着"脸"说："×××，你很好！"

她回应说："Yes，×××，你很好！"

两个回合的对话之后，我看到她的眼神开始发亮，她在心里已经开始确认这种感觉了。于是我让她重复了108遍，到了后来，她完全跟随惯性在做——就是在这样的过程中，她的潜意识接纳了新的对话模式。

第四次与第五次的治疗按照常规的认知疗法进行。由于她内心的对话模式已经改变，说明治疗取得了明显的效果。那个学期结束的时候，她的成绩取得了进步，由于父母的努力，家里的经济状况也好了很多，在一系列良好的环境因素作用下，她逐渐恢复了健康。

（2）催眠治疗强迫症

强迫症受遗传影响，不过更多的是心理原因。在一般情况下，人们偶尔会用一些强迫行为来帮助自己化解心中的焦虑与矛盾，这点问题不大。但是在环境剧变、责任感加重、处境困难等极度紧张的状况下，大脑皮层兴奋或抑制过程中会发生强烈的冲突，伴随冲突人可能会表现出一些特定的行为，而这些行为一旦在日后的生活中固定下来，就会形成强迫症。所以利用催眠治疗强迫症时，需要根据患者的情况，逐步放松缓解其潜意识中的情感冲突，最后消除强迫的意念控制，从而阻断强迫行为。一般步骤如下：

第一，在催眠状态下，让患者放松，了解其症结的情绪所在，以及身体想要的体感部位。

第二，在接纳现状的基础上暗示强迫行为正在好转，解除患者对疾病的担忧，增加其战胜疾病的信念与动力。

第三，停止强迫行为与患者正面感觉的联系，根据患者情况，将某种痛苦的感觉与行为联系在一起。

第四，放大这种痛苦体验，重复刺激，让患者逐步自我阻断强迫行为。

第五，发现或者建立新的行为习惯与快乐的感觉联系，并使其不断重复形成习惯。

以上的步骤是我长期经验总结形成的一个方法，下面以一个曾

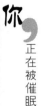

经治疗过的案例作为对这个步骤的说明。

一个长得非常漂亮的女孩子，在过去十多年里深为一个坏习惯困扰：她总是不由自主地去咬自己的手指头，像小孩子一样不停地把指甲、指头咬烂，一双手伸出来伤疤累累，惨不忍睹。女孩也意识到这样的行为不好，每次咬完后都自责不已，但就是无法克制自己的行为。在毕业找工作之前，女孩找到了我，请我帮她治疗这一强迫行为。

由于女孩对催眠不够了解，治疗起初遇到了很大阻抗。刚好那时我在学校开设有催眠的普及课程，通过课程使其对催眠有一定的了解后，我根据女孩的情况拟定了逐步治疗的方案。初步拟定是七次催眠，不过实际只进行了三次。

前两次，我将女孩导入浅催眠状态，了解其强迫的情绪原因，并使女孩在每次咬手指之后不自责，而是对自己说："我咬手指头是因为我觉得这样很舒服，不过没有关系，因为现在比以前好多了！"这样不断地重复强化之后，女孩的心理状态已经处于一个比较放松的状态。在这种情况之下，我们进行了第三次催眠治疗。

我把女孩导入中度催眠状态，对她说："好的，你现在开始咬手指吧，会觉得很舒服！"于是女孩把手伸进嘴巴，脸上表情很自然。

我问她："感觉很舒服是不是？那么请问你这辈子总共要咬多少次呢？一万次，一千次，还是五百次？"

女孩想了想说："五百次吧！"

我说："好的，那你现在开始咬吧，咬五百次，我来帮你计数！"

女孩点点头，随着我的指令进行咬的动作。

"十，二十，三十，一百，……五百！"

女孩听到"五百"的指令立即停止了动作，我说："你知道吗？现在你已经把这一辈子该咬的次数都已经咬够了，如果你再咬，你就会觉得恶心。你喜欢吃又油又腻的肥肉吗？"

女孩摇头，脸上浮现出恶心的表情。

我说："好的，你现在感受一下。把左手放进嘴里……"

"哇"，女孩极度厌恶地把手抽出来，"恶心死了！"

我说："对，因为你已经把你从小到大该咬的次数全部咬完了。以后当你再咬的时候，你身体原来感觉舒服的地方都会感到不舒服。请问在你咬的时候，身体哪些地方会感到舒服？"

女孩说："嘴，胳膊，背……"我随着她的感觉用手指一个个点过去，然后告诉她："你看，我已经把这些舒服的地方全部点穴了，下次再咬的时候这些地方就会一起让你觉得不舒服，比如恶心……不信的话，你现在来感受一下。"

女孩进行了尝试，果然感到了不舒服，脸上的表情很痛苦，我说："你知道吗？你的手指头被你咬够了，它太辛苦了，现在终于累了，让它休息一下，你们都会感到很快乐。现在，对它说声谢谢，然后你再也不会咬它了！虽然你还会有递手指的动作，但是你一定不会把它们递到嘴里了。碰一碰下巴、脸颊或是用另外的手指捏一下，这时，你会很舒服！"

在女孩说完"谢谢"后，我将她唤醒。这次催眠后由于其他原因，没有再进行，不过女孩当时基本上终止了咬手指的强迫行为，而三年后再见，她已经痊愈。

第九章 治疗身心疾病中的催眠应用

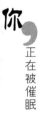

（3）催眠治疗癔症

癔症一词的原有注释为"心意病也"，也称歇斯底里。一般情况下，癔症患者拥有的特殊性格称之为"癔症性格"。该性格的人高度感性，情绪反应强烈而不稳定，情感特别容易转移与转变。他们往往喜欢感情用事，行为、感情易受外界的影响而趋向极端。他们极易受别人言语和行为的暗示影响，尤其是面对权威或者有好感的人，这些人的意见他们都会不加分析地盲目接受，并且不断地自我暗示"自己就是具有那样特质的人"。针对这样的特质，催眠治疗癔症的关键在于：

首先，使患者对催眠师有着相当的权威崇拜感与好感，才能保证治疗后不再受其他人的暗示而导致病症复发。

其次，找出患者受到刺激的原因，疏导并解释实际状况。

最后，给予患者新的暗示，走出原有情绪。

下面依然以治疗过的案例作为说明。

一天，一位朋友打来电话，向我讲述了他母亲的情况：老太太六十多岁，瘫痪在床，但是经过身体检查，相关的身体器官没有发现任何病变，医生怀疑是心理原因，请我去帮忙。经过一系列的检查与测试后，我发现老太太原来是癔症性格的人，于是决定用催眠疗法治疗。

首先，我与老太太进行了沟通，建立了非常愉快的关系。老人告诉我说，三年前在一次身体检查中，医生发现她患了脊髓侧角炎，就告诫她平日里要注意身体，否则三年后可能会瘫痪。结果三年后她果然完全不能动了。这就是老人发病的情结所在。

我把老人导入浅催眠状态，先让老人回顾三年前的那次检查，引导老人释放出当时紧张、害怕的情绪，然后对老人说："您知道吗？瘫痪病人瘫痪在床之后，肌肉会一点一点地萎缩，但是通过对您的检查，您的肌肉一点也没有萎缩！"老人脸上露出意外的表情。

我继续告诉老人："确实是的，因为我们对您进行了世界上最权威、最先进的检查，证明您的肌肉一点也没有萎缩。这说明，在您睡着的时候，您的身体进行了活动，只是您不知道而已。所以，您实际上并没有瘫痪，只是因为心理原因不能动而已。现在我们来感受一下吧！"

老人点点头表示同意。

"好，您肯定能够动，现在来感受一下你的左腿，可以动！"

老人缓缓地动了一下左腿。

"非常好，左腿已经动了，现在感受一下右腿！"

右腿也动了一下。

"现在双腿用力，尝试着站起来！"

老人听完指令后，一用力，颤颤巍巍地站了起来。于是我马上唤醒老人，告诉她："你已经好了。"

经过上述治疗后，老人行走自如。这个个案后来被中央电视台"走进科学"做了专题报道。

视野拓展：用幽默给自己解压

幽默是一种优秀、健康的个性品质，可以在瞬间化解尴尬。因为在团队中，存在着无意识的能量场，约束着每个人的角色，让置身其中的每个人的能量都指向固定，当摩擦不可避免地产生时，能量会凝固，影响每个人的情绪，而幽默可以看成是一种打破凝固状态的能量，迅速完成"打破状态—唤起快乐"的过程，使整个场的能量再次流动起来。这不仅仅需要智慧的灵感，更重要的是要有足够的勇气在瞬间转换角色，甚至彻底地否定掉自己的固有角色。

保持幽默的一个方法就是让自己变得"简单"。因为快乐往往是从简单而来，有时不妨用孩子的思维看待自己遇到的事情，可能会获得许多乐趣。一个学员说她曾经最烦给小儿子洗衣服，但自从听了儿子的一个极品幽默后，这种想法完全改变了：儿子 4 岁，有天穿着刚换上的衣服躺在地板上玩儿，她看到了说："看看你，刚穿的衣服，把咱家地板都擦干净了，你让妈妈说你什么好！"儿子头也不抬："当然要说'谢谢'啦！"

第二个方法就是多看幽默故事。很多人想变得幽默但不知从何处下手，简单的办法就是多套用别人和故事里的幽默。许多幽默故事本身就是截取生活片段加工而成的，看的时候不妨放下评判，想象自己就在现场，找到那种啼笑皆非的快乐感觉。一旦你的幽默感被调动，在生活的不经意间，你会发现自己也变得幽默了。

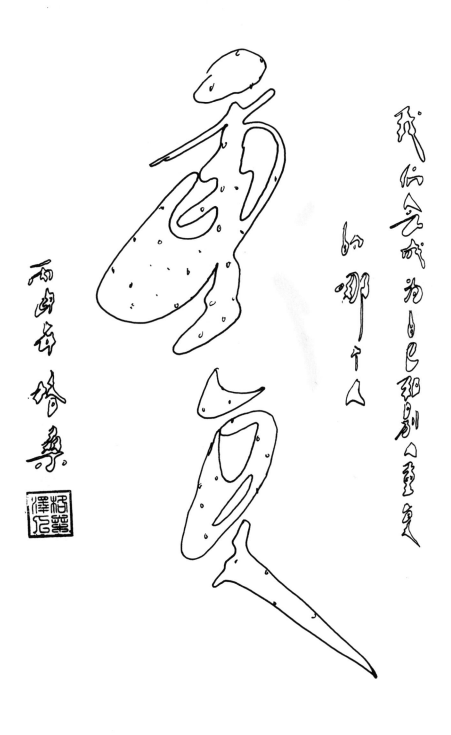

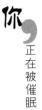

4．催眠治疗进食障碍（暴食症、厌食症）

进食是我们的生理需要，也是我们享受生活的一个重要方面，进食对维持身体健康有着重要的意义，但这一过程会受到心理因素的影响。当人们处于巨大的心理压力下，或者被缺乏自信、缺乏安全感、焦虑、抑郁、冲动等负面情绪困扰，就会在进食方面出现异常，我们称之为"进食障碍"。最常见的进食障碍有暴食症和厌食症，而且多发群体为年轻女性。

（1）催眠治疗暴食症

暴食症是一种周期性发作、不可抗拒的进食行为，表现为通过一次快速而大量地进食而获得快感，并且不愿让他人看到自己的这种行为，进食后由于害怕长胖而往往通过自我引吐、服用泻药等方式排出食物。长期反复会引起一系列的身体并发症，比如脱水、皮肤溃疡、口腔溃疡、肠胃疾病、月经不调等。患者在暴食时，自己能够意识到这是不好的行为，也非常痛苦，但就是无法控制。患者多为 15～30 岁的女性。

在治疗的时候，首先需要和患者建立一种良好的沟通关系，特别是催眠师对于患者来说要具有权威性与亲切感。在此关系下，引导患者舒缓紧张的情绪，释放心中的能量。然后引导患者自己寻找暴食带来的好处与坏处，并且进一步扩大其暴食之后的痛苦。接着帮助患者建立新的饮食模式，并且引导其体验新的快乐，使其相信自己完全有能力改变，并决定马上改变。

大学女生中流行一种说法叫作"把痛苦溺死在食物里"，以这种方式来排解压力在一定程度上是可以的，但超过限度成为反复性行为后就会有引发暴食症的危险。我就曾经在课堂上遇到过暴食症的案例。

在一次应用心理学课堂中，一个女孩子勇敢地站起来向大家讲述她的痛苦：由于从小就生得胖乎乎的，母亲以及其他人常常开玩笑似的对她说："看你胖得像头小猪。"上大学后，寝室里的女孩子都非常在意自己的形象。由于一直以来被定位为"胖"（实际上女孩身材中等），她有些自卑，产生了强烈的节食愿望。起初她不去食堂吃饭，但不吃饭又感到饥饿，于是她忍不住买了一大堆零食，一股脑吞下去，享受饱胀的快感后，又马上跑到厕所抠嗓子使吃下去的东西吐出来。多次反复之后，她发现无法控制自己——到了吃饭的时间她根本不愿去食堂，之后又无法控制自己大量吃零食的冲动。

我听完之后，决定当堂用"过去—现在—未来"的技巧（见第八章）帮她处理这一情况。我把她带到台前，将其导入浅催眠状态，让她站在"过去"的位置上，引导她体验"暴食"的感受。

我问她："暴吃零食这件事给你带来什么好处与坏处呢？"

她说："可以感受到吃东西的快乐，但不用担心长胖。坏处就是呕吐的时候太难受了！"

接着扩大她的痛苦："请你闭上眼睛想一下你吃完后感觉后悔，然后抠嗓子、呕吐的情景，那是什么样子呢？"

她闭上眼开始想，脸上的表情变化着。我把她带到了"现在"的位置，嫁接她吃零食的痛苦，我说："现在，你正在吃薯片。一片一片地吃，每吃一片，那种呕吐带来的不舒服感就会加重一分。

请你感受一下那是什么感觉？"

女孩说："太难受了！"

"对，就是这种感觉，只要你不吃饭，每多吃一口零食，这种感觉就会加重一分！只有正常地吃饭，你才会觉得很舒服。并且，老师明确地告诉你，只有正常的饮食才不会长胖！"

接着我把她带到"未来"的位置，告诉她："现在，你不再吃零食了，只吃饭，也没有长胖，请你想一想身体会有怎样舒服的感觉？"

女孩闭上眼睛，思考着，说："胃很舒服，不饿的感觉真好……"

"好"，我带她回到现在的位置，"你已经感受到一种舒服的感觉，现在请告诉我，你会怎么做？"

女孩回答说："我要按时吃饭，不再吃零食了！"

效果已经达到，我把女孩唤醒，问她："你现在什么感觉？"她说："心里没那么堵了，很舒服！"由于女孩本身的症状不严重，只进行了这一次催眠，一个礼拜后再次见到她时，她的饮食已经基本恢复正常。

（2）催眠治疗厌食症

厌食症是指患者担心长胖而故意节食，形成反射性厌食，导致体重严重下降，营养不良，严重的甚至会出现器官衰竭。厌食症主要由心理因素引起，往往与患者生活和所处的职业环境有关，患者为了减缓压力、适应环境而对自己的体形过度要求，并且对于减肥有错误的认知，认为只有不吃东西才能瘦身。患者本身的心理也比较脆弱，不够自信，想通过外在形体的改变来增加周围环境对自己的认可。

厌食症患者往往内心有很深的纠结，所以首先要让患者尽情释放在这件事情上的情绪，了解其动机、认知与语言模式，对患者错误的认知先不予否定。然后用患者的说话方式与患者对话，肯定其动机并暗示其目的已经达到。在前两步的基础上，沿着患者的认知引出思维分叉，引导患者得出正确的认知。接下来，将舒服的感觉与进食嫁接在一起，不断强化，使患者的潜意识接纳。最后，在患者摆脱情绪后，让其根据身体情况进行合理的饮食调养。

有个女孩来自一所艺术学校，在很小的时候就开始学习跳舞，从小家长与老师就不断告诫她："学舞蹈身材要苗条，不能吃太多东西哦！"于是女孩一直比较注意自己的饭量与身材。有段时间，老师与同学一致觉得她比以前胖了，就开玩笑说："瞧你，每天肯定吃得挺多的，要有自控力呀，再胖就不要你跳舞了！"此后女孩开始节食，饭量一天比一天少。较长一段时间后，女孩发现自己根本无法进食，每次面对食物就觉得恶心，身体也迅速瘦下去，最后脸颊凹陷、皮包骨头，但她仍然无法进食。无奈之下，家人把女孩送进医院，靠输液维持身体需求。

由于女孩的精神本来就处于恍惚状态，我轻易就把她导入了中度催眠。首先，我跟女孩进行了沟通，女孩告诉我，她觉得自己一定要减肥让自己变得很苗条，现在，让她快乐的是不用担心长胖，唯一感到痛苦的是看到食物就恶心。

我用女孩的说话方式对她说："你知道吗？你现在已经很苗条了！就是你心中最完美的身材，同时，你不用再看到食物就恶心，因为合理的饮食足以让你保持你的身材……现在请你感受一下那是一种怎样的感觉！"

女孩的表情舒展开来，说："大家都称赞我，我可以吃自己喜欢的东西，觉得很舒服！"

"对，非常好！你现在可以保持身材，同时吃喜欢的食物，就是你感到最快乐的那种感觉。现在，你在吃着你最喜欢的东西，请你感觉一下，这时候，身体哪些地方感到舒服呢？"

"嘴、肚子……"

"还有哪些地方舒服？"

女孩不做声，一会儿轻轻地摆了一下头。

我说："对，非常好，那什么地方感觉不舒服呢？"

"头、手臂、背……"

"这种感觉非常好，你知道吗？当你感觉这些地方不舒服的时候，不舒服已经结束，那些地方已经开始舒服了，头、手臂、背这些地方越来越放松，越来越舒服……现在，请你感受一下这种舒服的感觉！"

女孩的身体放松了，她说："感觉很舒服……"

然后，我不断让女孩重复、强化这种舒服的感觉，并且把这种感觉与食物联系在一起，同时在女孩身上安了一个"舒服开关"——每当女孩吃相应食物的时候，舒服的感觉就会打开。那次催眠花了比较长的时间，将女孩唤醒之后她立即喝下了半杯牛奶。之后我把我们谈话录音做了整理，将其中她与自己的对话部分剪辑后给她，让她在每天睡觉之前与早晨醒来时播放给自己听，五天后，女孩出院，恢复正常饮食。

视野拓展：鹰和鸡的故事

有一天，鸡路过鹰巢，发现有一帮丑陋的小鹰在折腾。

鸡问鹰："丑陋的鹰啊，你干嘛这么折腾，你们根本没有前途！你的妈妈这么折腾你们，你们还那么努力干嘛？"

鹰说："我们想飞翔，所以要努力！"

鸡问："折腾什么嘛，你们被这么残忍的妈妈折腾着，你们图个啥？你们飞不起来的！"

鹰说："我们是有使命的，因为我们有伟大的梦，我们为梦而活着。"

鸡迅速地长大，变成了鸡妈妈。鹰妈妈还是把孩子叼到屋顶上，并把小鹰一只一只地从上面扔下去，只有50％的小鹰会活下来。可鹰还是为了梦想而奋斗、而努力、而探索着，不放弃、决不放弃、决不决不放弃。

鸡继续取笑丑陋的鹰。它对活下来的鹰说："傻子才像你们！鹰是不可能飞起来的！我从来没见过有鹰能够飞起来！世界上哪有你们这么残忍的妈妈！"

后来，当小鹰可以飞过屋顶的时候，妈妈就把小鹰带到悬崖上，并把它们的翅膀全部折断，再扔下去，在这一刹那，如果小鹰能够强忍着剧痛打开翅膀，它就可以活下来。研究发现，这次只有10％的小鹰能活下来。而这真正活下来的10％，就能翱翔蓝天，远离鸡群。

慢慢地，鸡妈妈变成了鸡婆婆，它仍然相信"世界上从来没有一只鹰能飞起来"，并且告诉所有的鸡这个消息。这个消息传遍了鸡的世界，全世界的鸡都确信：没有飞翔的鹰。

然而在鹰群中，一部分鹰听到了这个消息。它们很想不通，它们要让鸡知道它们能够飞翔。然而该如何去做呢？如何让鸡知道它们能够飞翔呢？

于是它们商量，让心里最不平衡的鹰飞下来叼走了一只小鸡。

其实何必呢？鹰本来就和鸡不在同一个领域，有必要为了见证自己的存在而去展示能力吗？

我们付出了艰辛的努力实现了目标，却要为得到别人的认同而再次背负压力，值吗？

第十章　自我保健中的催眠应用

　　大多数情况下，我们觉得自己是在靠着自身的能力（如掌握的知识、技能等）或者其他一些资源生活。仔细想一下却不难发现，在这个过程中，我们更多是在体验内在的一种感觉，比如成功、聪明、灵活、幽默等。这些都是发自我们内部的感觉，也正是这些感觉，带给我们做事情的动力。只不过，有些感觉让我们扬着头看世界，充满了快乐与喜悦；而有些感觉，则让我们低着头缩成一团，体验痛苦与悲伤。从我们自身的感受来讲，这些体验可以分成"积极"的与"消极"的。大多数情况下"消极"的感受对于人生没有积极意义，比如失败时，沮丧的感觉不会带来任何更好的改变。所以面对感觉，我们需要淡化甚至是消除那些对我们没有帮助的负面情绪。

　　各种感觉大都来自无法直接掌控的潜意识。而在催眠状态下，我们可以直接同潜意识沟通，用积极的暗示引导自己的看点集中在事物积极的方面，利用催眠调解心态、缓解压力以及增强对外界的应激性——这也是催眠需要向大众普及的重要原因。

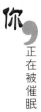

1. 如何进行积极的自我催眠？

人在一生中会听到很多的话，但是听得最多的话是自己说出来的，包括自己内心的对话和说给别人的话，而我们每天和自己的对话都影响着我们的人生。因为我们的一切行为都依赖认知与感觉，所以人一定会成为自己话语中重复的内容。

有这样一个例子：荷兰有一种啤酒是不含酒精的，但除了在罐底有所标注外，外表看起来与普通的啤酒没有区别。一群本地的朋友决定与一个刚来荷兰的小伙子开个玩笑，他们告诉这个小伙子："这种啤酒非常容易喝醉哟！"这个小伙子本来酒量就一般，于是每次在朋友敬酒时都要说："啊，我不会喝酒，很容易就醉了！"三杯下肚，他脸上居然红了起来。他的朋友看到后更加开心，纷纷劝酒，而他则不断推辞："我不能再喝了，我喝醉了！"几圈下来之后，他竟然站立不稳。于是他的朋友把瓶底给他看，他的醉意立即消失无踪。这就是典型的情绪带给自我的催眠。

同样在日常生活中，如果我们的语言模式传达出的始终是负面信息，那我们就会有不快乐的感觉，从而采取无效的行为，养成不良的习惯，走完平庸的人生。所以，要想拥有充满活力的人生，就要构建积极的语言对话模式，不断给自己积极的暗示与引导。下面将介绍几种方法，帮助我们构建积极的语言暗示模式。

（1）给自己明确的语言

①在程度上用明确的语言

当面对一件事情的时候，我们心中对其成功的可能性与机会的判定决定了我们的行为方式：当感觉事情成功的可能性与机会不太大，我们的行动必然无力并且有不安全的感觉；当对某件事情成功的感觉太过绝对化，我们就不会考虑其他的可能性与机会。让自己面对事情的时候心中保持一个明确的认识程度，有力且灵活，我们才能获得最大的行动力。

比如，我们在心里对自己说："我希望我能够自如地用外语与他人交流。"这样的话在说出来的时候，是不是没有多少力量的感觉？这是因为当我们使用"希望""我想"之类的词时，潜意识不确定到底要不要执行这件事情。而换一种说法"我一定要自如地用外语与他人交流"，听到这样的语言，潜意识就会对话："那我下一步该采取怎样的行动来完成这件事情呢？"这样的对话就会使我们行动，从而得到正面的效果。

对话例句	解析与改变
我希望我能快乐。	解析：缺乏力度。有多希望呢？ 改变：我一定会快乐的。
我不可能摆脱忧伤。	解析：太过绝对。为什么不可能呢？ 改变：我怎样才能摆脱忧伤？
当官的都是坏蛋。	解析：以偏概全。没有一个好的吗？ 改变：确实存在着部分贪官。

②在规模上用明确的语言

规模，指的是事情内容的具体化程度。我们在描述一件事情的时候习惯用一些形容词、副词，使具体的内容变得模糊，形成空泛的概念。在执行的过程中，由于潜意识的概念是模糊的，极容易受到影响，驱使行为趋于简单、轻松的状态，使我们很多的计划因此而放弃。

比如，我们经常会说："我今天一定要背完 GRE 单词。""背完"就是一个模糊的字眼，潜意识搞不清究竟是"背完全书"呢，还是"背完某个单元"？于是当背完一小部分，潜意识就会指挥行动趋于轻松的行为："已经背完一部分了，还是休息吧！"当我们把语言换成"我今天一定要背完一百个 GRE 单词"时，规定了所做事情的规模，潜意识就能够非常明确地指挥行为完成这个单一的目标。

对话例句	解析与改变
我有许多事情要忙。	解析：内容模糊。许多是多少？什么事情？ 改变：我有三件事情要做，分别是……
我会有一所大房子。	解析：体积模糊。多大的房子？ 改变：我会有一所五百平方米的房子。
我一定要减肥。	解析：数量模糊。减多少斤？ 改变：我一定要减掉十五斤。

③在时间限制上用明确的语言

事情发生的时间、性质可以带给我们不同的感受，特别是当下的一些痛苦体验或者个人目标，放在过去、现在、未来三个时间段里，意义完全不同。人只活在现在，过去发生的事情已经不存在了，只留下我们的经验。此外，过去发生的事情不等于未来还要发生，而现在发生的事情或做出的决定，直接影响未来。所以我们应该学会暗示的技巧，把不同的事情与决定明确地放在相应的时间段里，这样我们才能更好地掌控自己的人生。

比如"我的目标是拥有一辆宝马×型汽车"，什么时候拥有呢？3年后、30年后还是300年后？"3年"可以给我们带来挑战的激情，"30年"会带给我们带来美好的想象，"300年"恐怕只能给我们带来废话的感觉。所以，有了明确的时间限度，我们才有前进的动力，不会给自己找借口拖延。换一种说法："我的目标是在30岁的时候拥有一辆宝马车。"用这样一个明确的时间段来限制，目标才变得有意义。

对话例句	解析与改变
那真是一件痛苦的事。	解析：过去的事情不影响现在和未来。 改变：那件令我痛苦的事情已经结束了。
我不会跳舞。	解析：现实的情况不影响未来。 改变：到现在为止我还不会跳舞。
我一定要拥有100万美元。	解析：未来的目标要有时间限制。 改变：我在30岁时一定要拥有100万美元。

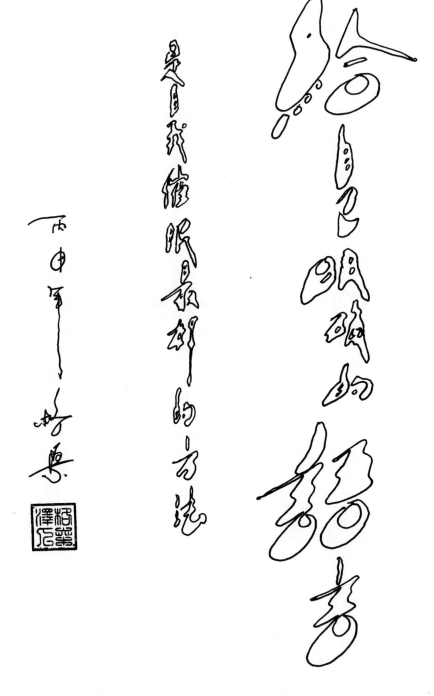

你，正在被催眠

190

（2）给自己积极的语言暗示

前面的章节里讲过，情绪平时在大脑中是以神经网络的形式处于一种休眠的状态。而语言就好像是一把钥匙，可以非常容易地打开相应的情绪网络——积极的语言打开的是积极的情绪网络，我们因此享受快乐与高昂的状态；消极的语言打开的是负面的情绪网络，我们因此感受到郁闷与消沉。人在积极的状态之下所采取的行为才更加主动、快乐和有效。

①每天从积极的暗示开始

经过一夜的休息，早晨醒来时身体会处于一个非常放松舒适的状态，此时很容易与潜意识进行沟通。如果我们每天早上醒来的时候都对自己说："好烦啊，又要去上班。"我们就会无意识地去观察每一件事情中"烦"的部分，以证明这一天很烦。如果我们每天早晨起床时，对镜子里的自己微笑，告诉自己："多么美好的一天啊，我越来越棒，会很快乐地度过这美好的一天！"我们就会无意识地去观察每一件事情中"好"的部分，心情也就会感到明媚。让自己时时处于浅催眠状态，养成给自己积极鼓励的习惯，就能享受每一天的快乐。

②在最"倒霉"的时候想想事情的好处

这是一个简单的技巧，只需要重复地让自己听到："这件事给我们带来什么好处？"你就能感觉到事情似乎没有你想象中的那样糟糕。下面是我处理过的一个真实案例：

一个朋友的小车在路上被撞了，等待交警的过程中他打电话向我抱怨，我安慰了他之后说："这件事确实很遗憾，不过你现在也没别的事情可以做，不妨跟我做个游戏，重复大声地问自己'这件事带给我什么好处'直到我喊停为止。"朋友于是在电话那边开始念这句话，念了十多遍后忍不住再次抱怨："哎，这哪有好处嘛！"我说："我还没喊停，你得继续噢！"他只好继续念。几十遍后，他突然停了下来说："好像有点好处——我没被撞死呀！"我听了，告诉他："对呀，这是多么大的好处啊！所以你也别等交警了，把你的车与对方的车一起拿去修了吧。"朋友开始并不乐意，但最后还是与对方一起将车送修，而那位撞他车的人，因为这件事跳槽到了他的公司，成了他们公司的得力人才，帮助公司的产值翻了十倍。这样看来撞车真的让他赚翻了呢！

在困境中给自己积极的对话，往往能使自己快速跳出情绪，找到解决问题的方法。

（3）引导自己从负面思维走向积极思维

当一些事情触动我们大脑中的神经网络时，情绪的体验一定是最真实的。有时候，当我们的思维进入负面状态时，智商会急剧下降到一个很低的水平。此时，我们通常使用的正面暗示不但没有作用，反而会引起阻抗。在这种情况下，只有先肯定已经存在的负面思维，然后用引导的语言增加思维的看点，从负面情绪中分出新的分支，感受新的体验，才能有效地调整自己的情绪状态。

我曾经处理过这样一件案例：

某天，一个学生对我讲述了她的烦心事——她与寝室的一个同学平时关系不太好，有一次她从宿舍阳台下过，那位同学正好泼水下来，当场把她淋成了"落汤鸡"，而那位同学只淡淡地说了一声

"对不起"。虽然两人当时没有吵架，但这位学生总觉得那位同学是故意的，心里一直不舒服。

这位学生问我："老师啊，寝室同学都劝我说她不是故意的，我也这样告诉自己，可是我一看到她还是忍不住生气，想冲上去吵一架。我都忍了一个礼拜了！"我对她说："这位同学随手泼水的行为确实不对，你生气也是正常的反应，只是你记不记得发生这件事情的那天是晴天还是阴天？"学生一愣，想了想说："是阴天，好像要下雨的样子。"我说："老师那天也很生气呢，淋了雨，想找老天爷吵一架！"学生忍不住笑了："老师，不会吧，淋雨是再正常不过的了哦！"于是我告诉她："那你知不知道，其实是老天爷那天忙，拜托那位同学泼水给你呢！"学生笑了，走的时候对我说："老师，谢谢你，我知道该怎么做了！"

在这个例子中，学生处于气愤中，直接的劝说不能改变她的认知——"同学不该故意泼水"，于是通过引导的语言成功地为她增加新的看点——"这件事可能是巧合"，她的情绪自然就改变了。我们自己处于消极的情绪当中无法自拔时，不妨承认"我就是有这种感觉"，然后从中发现新的内容，自我暗示引导自己走出负面情绪。

视野拓展：得觉"快乐冲洗法"

生活中有这样的现象：小孩子可以"破涕为笑"，而成年人一旦陷入悲伤、痛苦的情绪中就很难在短时间内释然。在心理调适或治疗中，处理情绪往往是最重要的部分之一。如果我们能够像孩子那样快速地转移情绪，心理问题的发生率就会大大降低。那么，孩

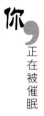

子与成年人在情绪处理时为什么会有这么大的差别呢？

孩子因其年幼简单，遇到不开心的事情就哭出来，因此很容易就将不快的情绪倾倒出来而重新获得快乐；成人则不然，烦恼与痛苦会像蚕茧一样绕在心里，讲出来的时候也像蚕丝一样越抽越长，很难完全释怀。每个人的内心都像是一座巨大的仓库，存放着各种各样的情绪，而感觉则像是一个小小的玻璃杯，只能盛放某一种或几种有感觉的情绪。如果让快乐的情绪增加，那么痛苦的体验自然就少了。同理，我们可以用增加受助者快乐体验的方式来减轻痛苦，正如沐浴时热水滑过身体寒冷会被温暖取代的过程，我们称之为"快乐冲洗法"。

"快乐冲洗法"将治疗的重点落在"增加受助者快乐体验"上，而传统的心理疗法一般通过倾诉、发泄等方式减少受助者的痛苦。二者最终的目的都是让受助者获得快乐，不同点在于：传统疗法从伤痛入手让受助者花时间来处理伤痛，治疗过程中伤痛的体验占大部分；而"快乐冲洗法"让受助者抓住每一个当下的快乐，叠加快乐冲淡痛苦，获得最终的快乐，整个过程中快乐的体验占大部分。

"快乐冲洗法"怎样增加快乐的体验呢？关键一点在于让受助者重复快乐的语言。因为每个人潜意识里最容易认同本人的声音和语言，在大脑里建立相应的神经网络——悲伤的语言建立感受悲伤的神经网络，快乐的语言建立感受快乐的神经网络，并且越多次重复，神经网络带来的感受越强烈。

而让自己得到快乐的方法，就是多用积极快乐的语言进行日常交流。因为无论对自己还是对别人说话，只要从自己的嘴里发出，潜意识都会做出"自己的语言"的判断，所以当我们对别人讲述自己的不快乐就等于强化潜意识里"不快乐"的神经网络，只有说快乐的语言，才会产生快乐的感受，重复多了就成为习惯：天天体验的是快乐，每个小时的快乐加起来就是一天的快乐，每一天的快乐加起来就是一个月的快乐，每个月的快乐加起来就是一年的快乐，每一年的快乐加起来就是一生的快乐！

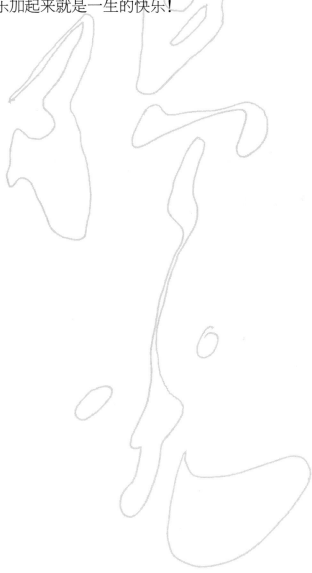

快乐神仙洗澡

不快乐之天快乐也之天

快乐白云洗澡

北心中诗阳光

2．如何在人际交往中进行积极的催眠暗示？

世界上没有两个人是完全相同的，也没有两个人对同一件事情的看法是完全相同的。正是这种不同，造成了人与人之间的不确定感。一方面，不确定感会对他人的语言行为产生隔阂与阻抗；另一方面，不确定感会使自己陷入猜测与想象。人际交往中的问题往往来自于此。

催眠技巧是建立在人脑工作上的技巧，沟通信息在意识与潜意识两个层面传递。正确的催眠暗示是通过与对方潜意识的沟通，降低对方的阻抗，建立准确、良好的信息交流氛围。如果交流双方都懂得如何进行积极的暗示，那么在整个交流的过程中，双方将会处在正面能量的回旋之中，形成与我国古代"太极"类似的气场——我称之为"太极招"（具体内容见本章第三节"视野拓展"）——这将对双方的成长起到非常积极的作用。

（1）暗示对方地位的重要性

人与人之间首先有一个角色确定的问题，被尊重的感觉可以大幅提升人与人的关系。那么，怎样的暗示可以让对方接收到这样的感觉呢？

①暗示对方已经具有某种品质

在人际交往中，我们经常担心对方的某种品质不足，这是因为我们最希望对方拥有这种品质。此时要让他成为你所希望的那种人，最有效的方法是让对方觉得你非常相信他具有这种品质。

朋友想请一个保姆，但因为过去的经历，她总是担心保姆干活不认真或者是手脚不干净。大家给了她许多建议，比如约法三章之类，她都觉得不是很有效。最后，我教了她一个办法：在保姆来的第一天，就真诚地告诉她："他们把你推荐给我的时候说你是个非常勤劳而诚实的人，我相信我们家一定会因为你的到来而变得更好。"并且在生活中不断重复这句话。后来，这位保姆果然做得不错，特别是每次她说完那些话后，保姆都表现得非常积极。在这个例子中，"推荐""相信""一定"这些词语的应用增强了对方的角色认同感，即使对方有其他的想法，在这样的真诚面前，也不由地放下了阻抗。

②暗示对方的权威

没有人喜欢被别人指挥着做事情，在与人合作的过程中，暗示肯定对方的权威，更容易获得合作与帮助。

一位在某领域十分出色的大师，虽然工作繁多，却没有忙得不可开交，这是因为身边有许多助手帮他处理各类事情。有人问他："大师啊，你怎么保证你的助手会做到你想要的结果呢？"大师没有回答，只是把他带到了一个学术会议现场。会上，大师做了一个项目的汇报工作，他在台上真诚地赞扬了协助他工作的一个助手，赞扬助手在这方面的成绩已经达到专家水平。会议结束后，大师说："告诉对方他是权威，他会尽最大的能力做到权威才能做到的事！"

（2）真诚地肯定与赞美他人

日本一个名叫江本胜的人做过一个有趣的实验，叫作"水知道答案"。两杯同样的水，让人每天对着其中的一杯水说赞美的话，对另外一杯水说消极批评的话。一段时间后，把两杯水放在显微镜下观察结晶体，第一杯水的晶型非常整齐漂亮，第二杯则很紊乱。这是多么奇妙的现象啊！

我们人体中有 60％～70％是水，听到肯定与赞美的话身体也会有同样的改变，并带来愉悦的感觉。所以在人际交往中，肯定与赞美不可阻挡地会激起美好的感觉，起到正面作用。

赞美是一种特殊的认同方式，既认同了双方都拥有的品格，同时又认同了自身没有而对方拥有的品格。赞美他人的人格、感觉、未来，比其他方式的赞美更能起到积极的作用。我们应该经常用赞美的语言催眠别人，因为如果我们不是在用积极的语言催眠身边的人让他们快乐，就是在用消极的语言摧毁他们让他们不快乐，因此要让赞美成为我们的习惯。下面的表格将列举几个例子来说明赞美的内容及方式。

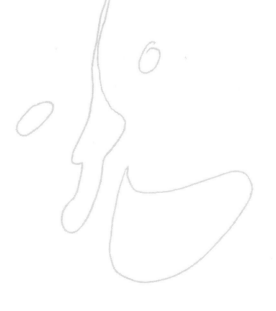

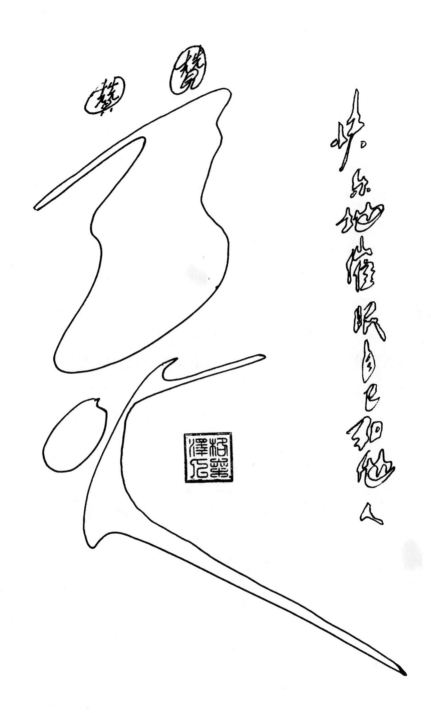

你

正在被催眠

200

	注释	赞美学习	赞美工作	赞美生活
人格	人的个性与品质	真羡慕你用智慧积极学习的感觉。感受你多视角的学习模式真好。	一直很想和敬业诚实的人一起工作。你带动着团队，我们都相信你。	和你在一起想不乐观都没办法。你怎么做到和任何人都保持亲切的？
感觉	人与他人、环境的关系	你奋斗的激情鼓励着我们。在你的影响下我们快乐地奋斗着。	你为公司做出那么多贡献大家都记在心里。你把能做的事做好后还经常帮助大家真好！	与你在一起我感到很快乐。生活中有你真好。
未来	人的发展情况	你将是一位博学的人。你获得的能力会让大家仰慕。	你用总经理的思想着眼全局，激励着自己。你有很大的发展空间。	幸福陪伴着你。快乐的事跟随着你。

（3）不要否定他人

　　没有人是完美的，人际交往的关键在于彼此接纳对方能接受和需要的部分，或者是找到使双方都能获得成长的部分。而对于自己不能够认同的东西，要承认其存在的合理性，因为别人的感受一定是他真实的体验，一定存在某种正面的动机。反之，会遭到对方的直接阻抗与排斥，造成人际中的困难与问题。

　　事实上，不同的人对同一件事情没有完全相同的看法。人们在交流中，彼此间不同的看法最能带来各自的成长。所以，面对自己不认同的人与事，一定要给对方足够的暗示：我承认你的看法，同时我个人还有些不同的想法。在这个暗示中，关键在于中间的连词不用"但是"而要用"同时"。"但是"一词由于其使用频率非常高，往往触动的是大脑中表示否定的神经网络，所以不管你的内容如何，这个词首先会形成阻抗。

比如，你新买了一条裙子，兴致勃勃地展示给朋友看。从客观的角度来说，朋友觉得裙子的颜色不太适合你，她可以有以下几种方式告诉你她的看法：

第一种："你的裙子颜色难看了点。"

第二种："嗯，这裙子挺漂亮的，但是颜色不太好看。"

第三种："嗯，这裙子挺漂亮的，同时，如果颜色再亮一点会更适合你。"

第一种说法，你肯定会不太高兴："这是我感觉很满意的一条裙子呢，这不是说我的审美有问题吗？"第二种说法要比第一种委婉些，但还是令人感觉不太舒服："只是你不好意思直接说我眼光不好罢了！"唯有第三种说法使人听来感觉比较舒服，而且能起到建设性意见的作用："下一次买衣服的时候要注意颜色的选择。"

视野拓展：沟通中的非语言因素

我们都有这样的经验，明明自己说的是一句好话，听的人却误解了。沟通中，语言因素只占7％的比例，语调、语气、语速占38％的比例，肢体语言占55％的比例，可以看出我们不太在意的语调、表情、肢体动作等非语言因素在沟通中起着更为重要的作用。比如，我们对他人的肯定通常都会用语言来表达："你说得（做得）好！"这样的方法有时候会受到对方"是不是真话"之类的怀疑，但若用恰当的非语言技巧，就比较容易达到效果。

★ 眼神与表情的交流。当别人表述一个观点时，专注的眼神与微笑、赞许的表情能更直接地以图片形式进入对方的潜意识，获得回应。

★ 尾音的重复。这里的尾音指对方语言中的关键词与对方表达的语音方式。比如，你告诉对方："我觉得天气越来越热了。"对方用你的音调应一句："嗯，越来越热了！"这时，你的感觉一定会很舒服。

★ 配合对方的肢体动作。我们前面讲过，肢体语言能直接进入人的潜意识。你配合对方的肢体动作，对方的身体会放松，语言就会进入潜意识，对方的接纳度自然就提高了。

3．如何化解别人消极的暗示？

在生活中，我们会受到身边的人有意无意的消极暗示：朋友的抱怨或诉苦，别人对你善意的提醒，等等。这些消极信息无法避免并且带有非常大的能量，如果我们没有很好的化解方法，这种能量将被储存在我们的潜意识里，影响我们的行为——关于这一点，我将在随后的"格桑太极招"里详细讲述其原理。下面先介绍两种化解消极暗示的方法。

（1）左耳进右耳出——口中倒着默念自己的名字

在团体中，我们不得不面对一些信息的灌输，比如班级里老师的观念对学生的影响，企业里企业文化对员工的影响，等等。这些影响直接与团体的信念或领导者有关，其中存在一些偏激、狭隘的观点，当然也有管理者出于一定目的而强化的一些观念。在团体范围内，这些观念的催眠场非常强大，我们置身于其中时，化解这些消极信息暗示最有效的方法是自我催眠。

首先，在心中告诉自己："虽然我身处其中，但只是过客。"并在心中反复默念七遍，接着在口中倒着默念自己的名字——一定要念出声来。在自己熟悉的声音中以一种新奇的方式念自己最熟悉的名字，能帮助集中注意力。此时，大脑意识处于感觉分离的状态，即主意识和潜意识所关注的内容分离；我们的声音会进入潜意识，而外界的声音会进入主意识。主意识并不保留外界所传达的负面信息，因此外界传来的声音就会"左耳进右耳出"，不进入大脑，从而达到阻抗催眠的作用。

我的一位学生就很好地应用了这个技巧。这位学生大四，她所在的寝室里有六位同学，但是包括她在内只有两位打算考研。于是，每天只有她俩早早起床去自习、上辅导班，一直忙到很晚才回寝室。而其他四位每天有着丰富的节目：聊天、化妆、逛街等。每当几个人凑在一起闲聊的时候，这两位同学只有安安静静地听其他四位同学相互交流各自当天的生活，且经常会感慨：

"唉，考研好辛苦噢！"

"你们每天这样好累啊！"

"其实我们专业工作待遇挺好的，好像也没什么必要再读几年。"

"读研还要多花几年父母的钱。"

……

这些话经常在她俩耳边重复，特别是经过几个月艰苦的复习后，到八九月时，许多不考研的同学都已经开始忙着找兼职、做实习，两人心里受到了一定的冲击。那位学生仔细思考后，觉得考研才是她真正的目标。而这时，寝室里与她一起准备考研的同学在复习了三个月后决定放弃考研去找工作。于是，每天晚上，寝室里聊天的阵营变成了1∶5，大家都倾向于去工作。在这种情况下，她应用了所学的方法，在每天大家"卧谈"时一边应着其他人的话，一边听录音——那是她自己录制的，内容是："亲爱的×××，我一定要读研，那是我最重要的目标。"

这样的方法不仅帮助她化解了寝室里"不考研，去工作"的影响，还在潜意识里对自己形成了催眠，激励着她一直奋斗到最后。最终，这位学生考取了理想的院校。

（2）在每句话后加上积极的后缀

有时候，身边的朋友会告诉我们一些善意的负面信息，我们往往不防备这类的消极催眠，因为他们的确是出于好意才这样说的。然而这些暗示对我们的影响是巨大的。一次，我决定让一位关系较好的同事体验一下暗示的力量，于是做了一个实验：一天早晨，同事一如往常地来上班，我安排了三个人来给她暗示。

第一个人是经常在一起的同事，看到她就说："哎呀，你昨晚上没睡好吧，有点黑眼圈噢。"她听了回答说："嗯，可能是昨晚没睡好。"

第二个人是其他办公室里的同事，不经常看到她，来到办公室就惊呼："啊，几天不见，你的精神怎么这么差？"她听了，揉揉太阳穴回答说："是昨晚没有睡好。"

第三个人是她的学生，关切地对她说："老师啊，您一定很辛苦吧，感觉今天您精神不如平时噢。"她回答说："是啊，老师今天身体感觉不太好。"

中午的时候，我打电话给她的丈夫："今天下午×××要开一个重要的会，今天她精神不太好，要让她中午好好休息噢。"于是当她回到家时，丈夫已经做好了午饭："快点吃吧，吃完好好休息，感觉你今天精神很不好。"这位同事心里很不安，结果中午没睡好，下午一来办公室，我就告诉她说："哎呀，你今天身体不好，下午的会议让同事替你去吧，你回去好好休息一下。"结果，同事走出办公室后，直接去了医院。

这些负面信息传递的负面能量对我们的影响是非常大的。对于这类消极的信息，我们应该养成一个习惯，就是每当听到别人告诉你负面信息时，把它接过来，同时加上一个积极的后缀，因为人总是习惯记住说在后面的话。比如你淋了雨，朋友看到可能会同情你："哇，你好惨噢，整个被淋湿了。"这时你就可以这样回答："是啊，不过还好，感觉就像洗了个澡。"

视野拓展：格桑"太极招"

首先，站在说话人的角度，任何人说的话都是对的。语言是以能量的形式存在，而且所说的话由两部分组成，一部分能量通过外显的表情、声音被我们看见和听见，另一部分能量在说话者内心以期待认同的感受形式存在。如果说出去的话被人接纳或认同，内心的那部分能量就会立刻释放出来，人就会感觉舒服；如果说出去的话被人否定，内心的那部分能量就会被压抑，人就会感觉不舒服。"太极招"不去否定任何人的话，先站在说话人的角度把话接过来，让对方心中的那部分能量释放出来。也就是说，让他把自己杯中的东西倒完，我们的东西才能加进去。如果对方是敌人或需要教育的人，就把观点扔过去；如果对方是朋友，就把观点抛出来；如果对方是长辈或尊重的人，就把观点变成问句提给对方。例如：

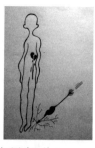

有人说："今天的天气好热啊，真烦人。"（外显能量部分）

（说话人内心期待被人认同〈内存能量部分〉）

回答："热啥？我觉得很舒服。"（压抑对方内存能量）

（对方会对你产生反感）

"太极招"的回答是（可以迅速地让对方发现自己的问题）：

1. "确实很热，不过你知道吗？我觉得这种天气很舒服。"——（对方是敌人或需要教育的人）

2. "确实很热，可我觉得这种天气还挺舒服的。"——（对方是朋友）

3. "确实很热，但真奇怪，为什么我觉得今天还挺舒服呢？"——（对方是长辈或尊重的人）

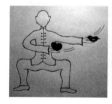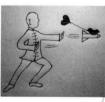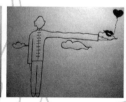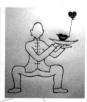

第十章　自我保健中的催眠应用

207

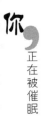

附一：一个完整的"得觉催眠"调适案例——催眠治愈女孩"流口水"

应学生与朋友的要求，在本书的最后一章，我将完整地记录一次催眠过程。所选个案是我在较早时期治愈的一例，许多电视和网络媒体对这个案例也有相关的报道。本章将详细地讲述整个过程，从发现到治愈——在这次催眠过程中，我应用了许多技巧，但是最关键的一点在于对被催眠者内心活动的把握，并且用心底强大的自我向患者的困难之处传递爱的能量，唤醒患者内心强大的自己，恢复其身心完好的状态。

十年前，在上课的时候，我无意中发现班上一个姓李的女生有些异样：蛮乖巧的一个女生，学习成绩也特别好，但是每次老师提问的时候，她都会把头深深地埋下，手里还紧攥着一块手帕。并且我发现她总是独自坐在教室的后排，课间也很少有同学与其交流，下课后她总是拖到最后一个离开。凭着职业敏感，我意识到，这位学生一定有什么困扰，但是直接帮助她可能会产生阻抗。于是，我就想了个办法小小的"刺激"了一下她，让她主动来找我。

我上课的风格一向轻松幽默，学生也比较随意，而那位女生平日上课也特别认真。这一天上课，旁边的一个同学向她借东西，她刚扭头与其说了句话，我立即对她说："你，刚才说话那位同学，请站起来！上课请注意听讲，不要影响他人！"全班同学都愣了，女孩缓缓站了起来，一脸惊慌。

我盯着她，说："立即回答我一个问题：肝脏的下界在肋弓下缘几厘米处？"

那位女生很紧张，没有马上回答，这个时候，一个细节引起了我的注意：她抬起左手用手帕捂住嘴巴。接着，她低下头回答道："75厘米处！"

这时，只有两三个同学发出了窃窃的笑声，大部分同学还处于震惊中——一贯和善的老师怎么会发如此大的脾气？

我问："这位同学回答对没有？"

大部分同学都没有做声，有几个声音还悄悄地说："对了。"

我对那位同学说："现在，请你把右脚鞋子脱了，看看鞋里有什么？"

"老师，是鞋垫。"

我说："还有什么？"

这时旁边的同学替她回答："没错老师，的确只有鞋垫！"

"肋弓下缘75厘米不就到鞋里了吗？"

全班哄堂大笑。此时，我对大家说："刚才我故意给这位同学制造了点麻烦，就是想让大家体验一种感觉——'应激'。我们大多数人在刚刚那种状态下都会出错，而这位女生表现得非常棒，虽然回答失误，但表现出了良好的反应能力。"

当然，最后的这一番话是为了调整那位女生当时的心理状态。

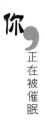

经过这样一个"刺激"后，如我所料，不久那位女生就来找我谈话了。

★第一次催眠

那位女生用手帕捂嘴的动作再次引起了我的注意。我发现她在开口说话前都先用手帕捂捂嘴。再次肯定她的表现后，我说："你那天的表现确实非常棒，不过老师注意到一件事情，你的一个动作……"

我直视着她，她先是一呆，脸一红，犹豫了一下，向我讲述了她的苦恼：只要有人问问题，她就忍不住流口水。这件事困扰了她十年，尽管她成绩很好，但因为这个毛病，她觉得很自卑，也不愿意与同学交往。

这显然是一种强迫行为，我决定帮助她，于是我告诉她可以用催眠治疗，而且效果很好。她答应了，在测试后我将她导入催眠状态。尽管她非常配合，但身体还是有点僵硬，无法完全放松。我知道这是因为她对催眠不够了解，第一次的体验难免有点紧张。于是我结束了这次催眠，这次没有对她进行催眠治疗，而是建议她去听我的催眠课。两堂课之后，她已经敢在课堂上走上讲台亲自体验了。我见时机已经成熟，对女孩进行了第二次催眠治疗。

★第二次催眠

这一次很顺利地将她导入了催眠状态，我引导她逐步回忆这件事情。

"现在，你看到眼前有一个钟，上面标注的时间就是今天，×年×月×日×时。这个钟在你眼前慢慢变大，慢慢变大，直到变得与你一样高，与你一样大，你可以把钟的每一个指针都握在手里。现在请你试一试，握住时针，随时针一起转动。"

她的手做出握东西的动作。

"现在，时针带着你逆时针转动。"

"一圈、两圈、三圈……"

"慢慢地倒转回去，去年，前年……直到你看见，这件事情发生。对，你一定知道，是在什么时候，什么地方，对！因为你已经看到了。"

这时，她突然全身发抖，大汗淋漓，但是始终不说话。我知道她在大脑中已经重现了当时的场景，并且被当时的某种情绪刺激。在这种情况下，我知道这次催眠该结束了。我看着她，轻轻对她说："非常好，你今天做了你能做的事，这很好，你去面对了那些过去不敢面对的事情。请你记住，今天的事情已经赋予了你勇敢的权力，你已经可以面对它们了！"

我不停地变化着用短句、长句重复着这样的内容，因为事件里她遇见的人，可能有用不同句型的人，我用这种方式了解她曾经的体验，直到她渐渐平静，我才唤醒了她，结束了本次催眠。

★第三次催眠

几天之后，我对她进行了第三次催眠。鉴于上次催眠时她的状态，在催眠开始之前我与她进行了五分钟的沟通。我告诉她，上次的催眠她做得非常好，同时如果她能够把所看到的场景描述出来，效果将会更好。她点头答应，于是我将她再次导入催眠状态。

方法依然和第二次相同。这次，当她的时钟回到十年前的时候，她的身体又开始发抖，不过因为有上一次结束时的暗示与开始时的沟通，在我的鼓励下，她终于说出了事情的过程：那是她小学的时候，有次在教室，一个小朋友向她问问题，同时嘴里嚼着酸角向她走来，一边嚼一边发出"啧啧"声。声音非常大，她听到后嘴里不由得产生了口水。她一个劲地吞咽，并不断地在心里告诉自己："千万不能流出来，千万不能。"可是，当小朋友走到她面前时，她的口水还是流了出来。

"好丢脸啊……"她呜咽着，双肩抽动。

我轻声问她："好的，现在请你告诉老师，在你流口水的时候，你都看到了什么？你的耳朵听到了什么？你又做了哪些动作？"（引导她的感觉注意点，扩大看点体验就会改变，而且要全方位扩大看点：视觉、听觉、嗅觉、体觉……）

她的眼珠转动着，慢慢地告诉我：

"我埋下了头，看到了桌子，还有我的书……"

"我感觉自己的大脑里一片空白，耳朵里'嗡嗡'的，好像所有的人都在笑话我……"

"我一下子用手捂住了嘴。"

我问她："你用的是左手还是右手？"

"左手。"

"老师现在要你换用右手捂着嘴，你会是什么感觉？请你感觉一下！"

她把右手放到嘴上。这时，她的状态发生了改变——她原本低着的头抬了起来。这说明她的情绪状态已经发生了改变，我引导她慢慢放松身体，她内心积郁的能量释放了出来。

"好的，现在时针带着你的手慢慢地顺时针旋转，一年，两年，三年……"

"你看到了，每一年，你都取得了非常棒的成绩，所有的老师都在夸奖你，同学们都非常羡慕你！"

"好的，让时针慢慢往前走，你考上了高中，来到了大学——依然是那么的优秀。"

"所有的老师都在夸奖你，同学们都非常羡慕你。"

"三年级的事情已经过去了，他们都忘了这件事情，他们觉得你是如此的优秀。"

"现在，你再也不像以前流口水了。不信，你现在开口试试。"

女孩点点头。

"对，非常好。一会我将会把你唤醒，你就会发现，虽然你的左手可能还会伸向嘴角，但是只是摸摸，抓抓痒。"

"现在我数三声，你立刻会睁开眼睛。"

"三，二，一。"

她睁开眼睛后，感觉轻松了很多。我跟她说话，她习惯性地举了举左手，却伸向脖子，抓了抓痒。

经过三次催眠之后，女孩"流口水"的习惯彻底治愈。又进行了三次咨询后，她伸手的动作也改变了。

在毕业典礼上，她作为学生代表上台发言。在台上，她给人的感觉是全新的，再也看不到过去的影子，一个自信而美丽的女孩灿烂地站在上面，讲着、说着、笑着。这一切感觉永久地留在了她的心中，同时这一切美好的画面也深深地种在每个同学的心里。

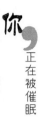

附二：得觉催眠危机处理案例（两例）

案例一 "你想过倒着跳下去吗?"

时间：2005 年 6 月 10 日

地点：某高校宿舍楼顶

故事背景：某学院大三女生小陈，从小父母离异，性格内向，有一男友，但两人因性格不合，经常发生冲突。2005 年 6 月，男友与广东一外企签约，遂以性格不合，相距太远为由提出分手。小陈不愿意，多次找男友想要继续与之维持关系，但男友避而不见，坚决中断关系。小陈不能接受，多次对好友说出厌世的言语，情绪一度失控。10 日下午，小陈再一次与男友通电话，要求见面再谈。两人在电话中发生激烈争吵。小陈心生绝望，一个人上了宿舍楼顶。老师、同学百般劝说，小陈只是盯着楼下的空地发呆，拒绝与任何人搭话，情况十分危急，当辅导员老师打电话向我求助时，小陈已在楼顶的边缘站了近两个小时！

我首先请辅导员模仿她说话的腔调、语气说句话。辅导员模仿她说："老师（这两个字语调高、尾音平、强硬、中间停顿），生活（这两个字无力，尾音下滑停顿）真的没有意思（尾音继续下滑）。"

现场催眠对话：

格桑：带着辅导员老师说：你……想过……倒着跳下去吗？（语调、语气完全模仿她——"老师生活真的没有意思"这句话）

小陈：（不语）身体开始移动，头也慢慢转过来。

格桑：（用强烈的语气大声说）蹲下，把手……交过来。

小陈：一愣。抬头。茫然地把手交了过来。

格桑：趁机快步上前，一把抓住小陈的手，在其他老师协助下，把小陈拉回安全地带。

分析：

自杀的人在行动前都会经历长时间的准备期、酝酿期。因为人总是有"逃离痛苦、追求快乐"的趋势，哪怕自杀也要选择一种"快乐"的方式。于是，在自杀前他会先把所有能想到的自杀的方法想一遍，然后选择一个自己认为比较"快乐、简单、容易"的方法。

案例中，小陈选择了跳楼，因此她在走向楼顶的时候，大脑里有两个画面：一个是跳楼；另一个是留下，因为还有没了结的事。传统的咨询主要处理后面那个画面，因此收效甚微，给她讲道理，她比谁都想得清楚。我打破常规，直接与第一个画面交流，因为这个画面是这次行为的动力点。我们必须借这个力量，以"怪、奇、新"的方式避开阻抗，直击她的动力点，让她的大脑瞬间空掉，自杀前的自我对话停止，原有的两个画面重叠——这就已经把她导入了催眠状态，她外在的表现就是身体茫然地移动，转身来看发出问句的地方。此时，用严厉的语气给出指令，相当于发出催眠指令，

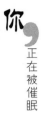

她自然无法抗拒，于是快速将其拉回，从而完成整个过程——就这样化险为夷，让所有参与者感到释然、得觉。

案例二"三句话让她笑"

时间：2005年1月

地点：某学校某六楼女生宿舍

故事背景：大四女生小王，从小家境贫困，父母要求很严。她性格敏感高傲，十分要强，不太合群。大三起着手准备考研，踌躇满志，但考前大病一场，发挥失利，心情很郁闷。原有一男友，已同居1年，但最近对方另交了一个女朋友，提出分手。自己觉得考试失败、感情受挫，人生没有意义，于是投河自杀。落水后又本能地呼救，被人及时救起，送回宿舍。获救后神情呆滞，身体僵直地坐在沙发上，一言不发。三个心理辅导老师前去开导了三个多小时，小王都没有任何反应。

从电话里了解了小王的情况后，我觉得这事关键在于打破女孩的状态，于是略加思考，我在电话里说："我用三句话，就能让她笑"。电话那一头用怀疑的口气说："三句话……!?"身旁的助手也脱口说了句"可能吗?"我说："我说你觉得呢?"助手笑了，将信将疑跟着我。

现场催眠对话：

格桑（走上六楼，走进宿舍，瘫坐在椅子上）：哎呀，好累哦！

目光斜视小王，突然，小王僵直的身体微微一动。

格桑（在小王身体微动时，突然跳起来，指着小王的鼻子，厉声喝道）：怎么不跳楼呢？

小王（惊吓，害怕地望着我，结结巴巴地说）：跳楼要跌得稀烂（四川话）！

格桑：那就割腕嘛！（同时，夸张地模仿割腕的动作）流血就自己吸，动态平衡！（并把手放在嘴里）

小王（被动地）：割腕好痛哦。

格桑（立刻起来，转身走向门口，边走边自言自语说）：跳河好冷哦！

小王（同时起身，很惊讶）：就是，真的好冷哦，一跳下去我就喊救命了。

话音一落，小王自己就哈哈笑起来，在座的老师这才回过神来，一起大笑！

分析：

在这个案例中小王选择的是跳河，可她没有想过1月的水很冷，寒冷强烈地刺激她身体使得大脑停止对话，本能让她大叫救命，被救回后又回到初始状态——自杀前的对话继续进行，思维处在一个相对屏蔽的状态里，表现就是神情呆滞、身体僵直地坐在沙发上，一言不发。

此案比较特别的一点是，在我去之前，心理老师三个小时的开导已经在她周围形成了一个无意识场，使她的潜意识处于高度戒备状态。此时，我说"三句话让她笑"，众人的怀疑在我去之前会形成一个"场"，这个场的关注点由小王转到我身上，小王才会感到放松。

然而，出乎老师意料的是，我开场来了一句"哎呀，好累哦"，大家觉得，哦，还没开始呐，因此感到放松，无意识的场再次松动，小王身体开始放松，此时我突然直接用惊吓将小王导入催眠状态——这种方式被称为惊吓催眠。

"怎么不跳楼呢?"——跳楼是她曾经想过的,是个动力点,可小王根本想不到此刻会有这样的问句!没法思考,本能地回答:"跳楼要跲得稀烂!"——这标志着她已经完全进入催眠状态。

"那就割腕嘛!"再次顺着"自杀"的思维引导,将小王进一步深化催眠。此时突然打破状态,站起来转身走向门口,一句"跳河好冷哦!"——迅速将她的理智带回:"就是,真的好冷哦,一跳下去我就喊救命了"。

此时众人大笑,先前凝滞的无意识场完全恢复了流动,小王也进行了后续的疏导。这是一次经典、近似演出、戏剧化开始喜剧化结束的催眠,留下无尽回忆。

附三：自 我

1. 解读自我

　　我们似乎很熟悉自我，但究竟什么是自我，却很难有人说得清楚。对于自我，很多心理学家从自己的理论基础出发，给出了自己的定义。

　　弗洛伊德认为，自我是意识的结构部分，是来自本我（最原始的、与生俱来的潜意识结构部分）经外部世界影响而形成的知觉系统，是一个心理过程的连贯组织。詹姆斯认为，自我是主动的我（I）和被动的我（Me）。主动的我是认识者、思想者，亦即暂现的、主观的当事思想；被动的我则由主动的我派生出来，包括物质的我、社会的我、精神的我。罗杰斯认为，自我概念是包括具有"我"之特性的一切想法、知觉及其价值，是个人现象场中与自身相联系的那部分知觉及其附着意义。格桑泽仁首创性地把自我分开。他认为"自"是拿来和自己交流的，是内心的体验、感受，它和情有关系，是能量的产生装置；"我"是拿来和别人交流的，是角色、面具、标签，是长期扮演

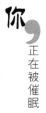

角色形成的习惯和价值观。

把这些定义归纳起来，可以发现：西方心理学认为自我是意识或人格的一个部分。而东方格桑泽仁的得觉文化体系认为"自我"是由"自"和"我"组成的，它们一直在进行着对话，是我们当下可以感知和体验到的，是一种自然的存在状态。

2．自我相关理论

自我，无论是在生活中还是在心理学术语中，都是使用频率极高的词汇，它在心理学、文学中的价值究竟有多高，我们目前难以估量。在西方心理学领域，系统的自我理论并不多，它们多是把自我看作意识、人格的一个组成部分，相对于潜意识等概念来下定义。新精神分析学派在弗洛伊德理论的基础上强化了自我的作用，而人本主义学派从自我实现的角度研究自我，这是西方对自我研究比较深入的理论体系了。

真正把自我作为一个独立体系进行研究的，是东方得觉文化的创始人——格桑泽仁。他创造性地把"自我"分开，研究"自"和"我"的对话，这是我们每个人每天都能体会到的内心对话。这一看似简单的创举却揭开了人类一直在进行的，但从未真正弄明白的内心对话秘密，让"自我"这样一个大众化概念回归大众，回归它本真的自然状态，摆脱了西方把自我作为一个精神病学理论和哲学概念的模式，让普通人都可以掌握并应用。

对自我进行研究的主要体系：新精神分析学派的埃里克森，他的理论基础依然是弗洛伊德的自我概念；罗杰斯的自我概念，他主要研究自我实现；格桑泽仁的自我理论，他以研究自我对话为基础。

（1）罗杰斯的自我概念

罗杰斯把自我看作在人格发展过程中逐渐形成的经验体，它是个人对自己、他人、环境的知觉及评价。人类个体大多数是积极上进的（人性本善），都有自我实现的倾向。在自我发展的过程中，个体有被无条件尊重的需求。如果个体所有的自我体验（包括情感、思想等）都是被外界的重要人物（如父母）积极尊重的，那么个体将形成一套自然适应外界的价值观，自我实现将更为可能。否则将组装起一套外界重要人物植入的价值观，这些价值观大都倾向于僵化不变。所以他强调积极的人际关系对人格发展的重要性。

他把自我分成理想自我和现实自我。理想自我是按照一定的社会要求对自己希望成为什么样的人的总的观点，现实自我是自己所能意识到的真实自我。当理想自我与现实自我不一致或无条件尊重下获得的经验与自己的直接经验不一致时，自我将产生冲突。

（2）得觉自我理论

得觉自我理论发现，人每天都在交流的状态中，对外交流，同时要对内和自己交流。"我"用于对外交流，"自"用来对内交流。

"我"是后天形成的，是我们的社会角色。人在社会中会转换各种不同的角色，不同的角色差别在哪里？差别是每种角色戴的面具不同。面具背后首先是价值观，即我们认为某人、某事、某物应该是什么样子的；其次是能力，扮演特定角色的能力。角色的扮演

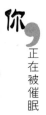

久而久之就形成了习惯，习惯戴这样的面具或不习惯戴那样的面具，而在别人眼中就形成一个特定的"你"，就是标签。

"自"是一出生就伴随着的自己，它里面组装着人们的能量，推动着人向外进行活动，它没有边界、没有评判。"自"的活动形式主要是感受，即情感体验，体验会表现为情绪。"自"的存在特点是顺应、变化、自由、自在。"自"的思维方式是顿悟、感悟、灵动，而非逻辑推理。

"自"以"念"的形式与"我"沟通，"我"以"信"的方式对外沟通。"信"，从字面上看，就是人言，是"我"的表达方式、存在方式、语言方式。"信"可以是语言、眼神、表情、呼吸、行为、肢体动作或者某一件事情。人们以"信"这样的方式和社会、自然界、人进行沟通。"念"，是"自"产生的，是"自"的描述方式、表达方式、交流方式和显化方式。"念"是自动的，是"自"的能量，如果"念"的能力（感觉）被"我"收到，"我"就会有力。"我"达成"自"的念头，反馈回来，增加"自"的能量。

常见的一些自我状态是：

①自信。"自"相信"我"。

②自卑。"自"对"我"不满。

③自尊。"自"尊"我"，"我"尊"自"，体验都在"自"里。

④自杀。"自"杀"我"，"自"对"我"极度不满，要剪断所有的社会角色。

⑤自由。"我"由着"自"的念头无阻碍地去达成。